U0511756

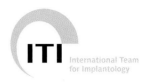
ITI International Team for Implantology

第十二卷

国际口腔种植学会(ITI)口腔种植临床指南
——种植体周软组织整合与处理

ITI Treatment Guide
Peri-Implant Soft-Tissue Integration and Management

丛书主编 （英）尼古拉斯·多诺斯（Nikolaos Donos）

（英）斯蒂芬·巴特（Stephen Barter）

（荷）丹尼尔·维斯梅耶（Daniel Wismeijer）

主　　编 （意）马里奥·罗库佐（Mario Roccuzzo）

（瑞士）安东·斯库林（Anton Sculean）

主　译　宿玉成

译　者　王　瞳　任　斌　刘　倩　杨静文

北方联合出版传媒（集团）股份有限公司

辽宁科学技术出版社

沈　阳

图文编辑

杨 帆 刘 娜 张 浩 刘玉卿 徐婷婷 康 鹤 王静雅 纪凤薇 赵圆媛

This is a translation edition of Peri-Implant Soft-Tissue Integration and Management, ITI Treatment Guide Series, Volume 12, ISBN: 978-1-78698-101-1
by M. Roccuzzo, A. Sculean
©2021 Quintessenz Verlags-GmbH

©2023，辽宁科学技术出版社。
著作权合同登记号：06-2020第39号。

版权所有·翻印必究

图书在版编目（CIP）数据

种植体周软组织整合与处理 /（意）马里奥·罗库佐（Mario Roccuzzo），（瑞士）安东·斯库林（Anton Sculean）主编；宿玉成主译. —沈阳：辽宁科学技术出版社，2023.1

ISBN 978-7-5591-2839-3

Ⅰ.①种… Ⅱ.①马… ②安… ③宿… Ⅲ.①种植牙—软组织—修复术 Ⅳ.①R782.2

中国版本图书馆CIP数据核字（2022）第239674号

出版发行：辽宁科学技术出版社
　　　　　（地址：沈阳市和平区十一纬路25号　邮编：110003）
印 刷 者：凸版艺彩（东莞）印刷有限公司
经 销 者：各地新华书店
幅面尺寸：210mm×280mm
印　　张：14
插　　页：4
字　　数：280千字
出版时间：2023年1月第1版
印刷时间：2023年1月第1次印刷
策划编辑：陈　刚
责任编辑：殷　欣
封面设计：袁　舒
版式设计：袁　舒
责任校对：杨晓宇

书　　号：ISBN 978-7-5591-2839-3
定　　价：268.00元

投稿热线：024-23280336
邮购热线：024-23280336
E-mail:cyclonechen@126.com
http://www.lnkj.com.cn

国际口腔种植学会（ITI）口腔种植临床指南
第十二卷

ITI Treatment Guide

丛书主编：

（英）尼古拉斯·多诺斯（Nikolaos Donos）

（英）斯蒂芬·巴特（Stephen Barter）

（荷）丹尼尔·维斯梅耶（Daniel Wismeijer）

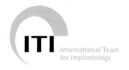

主编：

（意）马里奥·罗库佐（Mario Roccuzzo）
（瑞士）安东·斯库林（Anton Sculean）

主译：
宿玉成

译者：
王　瞳　任　斌　刘　倩　杨静文

第十二卷

种植体周软组织整合与处理

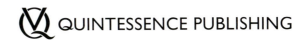

Berlin | Chicago | Tokyo
Barcelona | London | Milan | Mexico City | Paris | Prague | Seoul | Warsaw
Beijing | Istanbul | Sao Paulo | Zagreb

本书说明

本书所提供的资料仅仅是用于教学目的，为特殊和疑难病例推荐的序列临床治疗指南。本书所提出的观点是基于国际口腔种植学会共识研讨会（ITI Consensus Conference）的一致性意见。严格说来，这些建议与国际口腔种植学会（ITI）的理念相同，也代表了作者的观点。国际口腔种植学会（ITI）以及作者、编者和出版商并没有说明或保证书中内容的完美性或准确性，对使用本书中信息所引起的损害（包括直接、间接和特殊的损害，意外性损害，经济损失等）所产生的后果，不负有任何责任。本书的资料并不能取代医生对患者的个体评价，因此，将其用于治疗患者时，后果由医生本人负责。

本书中叙述到产品、方法和技术时，使用和参考到的特殊产品、方法、技术和材料，并不代表我们推荐和认可其价值、特点或厂商的观点。

版权所有，尤其是本书所发表的资料，未经出版商事先书面授权，不得翻印本书的全部或部分内容。本书发表资料中所包含的信息，还受到知识产权的保护。在未经相关知识产权所有者事先书面授权时，不得使用这些信息。

本书中提到的某些生产商和产品的名字可能是注册的商标或所有者的名称，即便是未进行特别注释。因此，在本书出现未带专利标记的名称，也不能理解为出版商认为不受专利权保护。

本书使用了FDI世界牙科联盟（FDI World Dental Federation）的牙位编码系统。

国际口腔种植学会（ITI）的愿景：

"……服务于牙科专业，通过有益于患者的全面高质量的教育和创新性的研究，提供成长性的全球化网络，使牙科种植领域从业者终身受益。"

译者序

无疑，牙种植已经成为牙缺失的理想修复方法。

大体上，口腔种植的发展经历了3个历史阶段：第一阶段是以实验结果为基础的种植发展阶段，其主要成就为骨结合理论的诞生和种植材料学的突破，开启了现代口腔种植的新时代；第二阶段是以扩大适应证为动力的种植发展阶段，其主要成就为引导骨再生技术的确立和种植系统设计的完善；第三阶段是以临床证据为依据的种植发展阶段，或称之为以循证医学研究为特点的种植发展阶段，其主要成就为种植理念的形成和临床原则的逐步确定。显然，这是口腔种植由初级向高级逐步发展的一个过程。在这一进程中，根据临床医生的建议不断进行种植体及上部结构的研发和改进，在积累了几十年的临床经验后，开始依据治疗效果回顾并审视各种治疗方案和治疗技术。

为此，国际口腔种植学会教育委员会基于共识研讨会（ITI Consensus Conference），对牙种植的各个临床方面形成了共识性论述，并且开始出版"国际口腔种植学会（ITI）口腔种植临床指南"系列丛书。本书为该系列丛书的第十二卷，详细展释了种植体周软组织结构和软组织处理方法，是目前种植体周软组织处理的指导性著作。

尽管本书英文版目前已经由多种文字翻译出版。国际口腔种植学会（ITI）和精萃出版集团要求包括中文在内的各种文字翻译版本必须和原英文版本完全一致。换句话说，本书除了将英文翻译成中文外，版式、纸张、页码、图片以及中文的排版位置等与原书完全一致。这也体现了目前本书在学术界与出版界中的重要位置。

尽管译者努力坚持"信、达、雅"的翻译原

则，尽量忠实于原文、原意，但由于翻译水平有限，难免出现不妥和错误之处，请同道批评指正。

至此，我们已经将"国际口腔种植学会（ITI）口腔种植临床指南"系列丛书的第一卷（《美学区种植治疗：单颗牙缺失的种植修复》，2007年出版）、第二卷（《牙种植学的负荷方案：牙列缺损的负荷方案》，2008年出版）、第三卷（《拔牙位点种植：各种治疗方案》，2008年出版）、第四卷（《牙种植学的负荷方案：牙列缺失的负荷方案》，2010年出版）、第五卷（《上颌窦底提升的临床程序》，2011年出版）、第六卷（《美学区连续多颗牙缺失间隙的种植修复》，2012年出版）、第七卷（《口腔种植的牙槽嵴骨增量程序：分阶段方案》，2014年出版）、第八卷（《口腔种植生物学和硬件并发症》，2015年出版）、第九卷（《老年患者口腔种植治疗》，2018年出版）、第十卷（《美

学区种植治疗：单颗牙种植的最新治疗方法与材料》，2020年出版）、第十一卷（《牙种植学的数字化工作流程》，2022年出版）、第十二卷（《种植体周软组织整合与处理》，2023年出版）以及《牙种植学的SAC分类》（2009年出版）的中文译本全部奉献于读者。感谢读者与我们共同分享"国际口腔种植学会（ITI）口腔种植临床指南"系列丛书的精华，服务和惠顾于牙列缺损和缺失的患者。

"国际口腔种植学会（ITI）口腔种植临床指南"系列丛书是牙种植学领域的巨著和丰碑。它将持续不断地向读者推出牙种植学各个领域的经典著作。

最后，也感谢国际口腔种植学会（ITI）、精萃出版集团和辽宁科学技术出版社对译者的信任，感谢辽宁科学技术出版社在本系列丛书中译本出版过程中的合作与贡献。

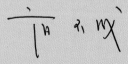

前　言

近年来，牙种植学领域有了长足发展。也因此，从业医生面临着患者更高的需求和更多期望，不仅是种植治疗的成功，还要有长期维持的美学效果。同时，不可否认的是，越来越多的患者出现了与软组织相关的问题。

本卷为读者提供相应指南和参考资料用以治疗膜龈异常的患者，旨在降低种植体相关生物学和美学并发症的风险，确保可预期且长期的治疗效果。

与之前每一本"国际口腔种植学会（ITI）口腔种植临床指南"一样，本卷展示了在各种临床情况下，如何逐步进行种植体周软组织整合和管理的临床方法。

我们希望本卷能为临床医生提供支持和指导，以实现种植体周软组织健康和美学的最佳长期维持。

N. Donos   S. Barter   D. Wismeijer

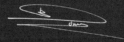

致　谢

作者谨向Kati Benthaus医生表示感谢，感谢她在本书的筹备和协调过程中给予的大力支持。感谢Ute Drewes女士的专业插图，感谢Janina Kuhn女士（精萃出版集团）的排版和印刷流程协调，感谢Per N. Döhler先生（Triacom Dental）的语言编辑工作。同时还要感谢国际口腔种植学会（ITI）的合作方Institut Straumann AG给予的一贯支持。

丛书主编、主编和译者

丛书主编：

Nikolaos Donos
    DDS, MS, FHEA, FDSRC, PhD
    Professor, Head and Chair, Periodontology and
    Implant Dentistry
    Head of Clinical Research
    Institute of Dentistry, Barts and The London School
    of Medicine and Dentistry
    Queen Mary University of London
    Turner Street
    London E1 2AD
    United Kingdom
    n.donos@qmul.ac.uk

Stephen Barter
    BDS, MSurgDent, RCS
    Specialist in Oral Surgery
    Honorary Senior Clinical Lecturer/Consultant Oral
    Surgeon
    Centre for Oral Clinical Research
    Institute of Dentistry, Barts and The London School
    of Medicine and Dentistry
    Turner Street
    London E1 2AD
    United Kingdom
    s.barter@qmul.ac.uk

Daniel Wismeijer
    Professor, DMD
    Oral Implantology and Prosthetic Dentistry
    Private Practice
    Zutphensestraatweg 26
    6955 AH Ellecom
    Netherlands
    Danwismeijer@gmail.com

主编：

Mario Roccuzzo
    DMD, Dr med dent
    Private practice (periodontology)
    Corso Tassoni 14
    10143 Torino (TO)
    Italy
    mroccuzzo@icloud.com

Anton Sculean
    Professor, Dr med dent, Dr h c, MSc
    Executive Director and Chairman
    Department of Periodontology
    University of Bern
    School of Dental Medicine
    Freiburgstrasse 7
    3010 Bern
    Switzerland
    anton.sculean@zmk.unibe.ch

主译：

宿玉成　医学博士，教授
中国医学科学院北京协和医院口腔种植中心主任、
首席专家
中华人民共和国北京市西城区大木仓胡同41号，
100032
E-mail: yuchengsu@163.com

译者：

王　瞳　医学博士
    北京大学口腔医院

任　斌　主治医师
    北京瑞城口腔医院，北京口腔种植培训中心（BITC）

刘　倩　副主任医师
    北京瑞城口腔医院，北京口腔种植培训中心（BITC）

杨静文　副主任医师
    北京大学口腔医院

其他参编作者

Sofia Aroca
Dr med dent, PhD
Private practice
35, Rue Franklin
78100 Saint Germain en Laye
France
sofiaaroca@me.com

Paolo Casentini
DDS, Dr med dent
Private practice
Via Anco Marzio 2
20123 Milano (MI)
Italy
paolocasentini@fastwebnet.it

Raffaele Cavalcanti
DDS, PhD
Adjunct Professor of Periodontology University of
Catania, CLMOPD, Via S. Sofia 78, 95123 Catania
(CT), Italy
and
Private practice
Studio Odontoiatrico Associato Cavalcanti & Venezia
(periodontology, implantology, oral surgery)
Via Giuseppe Posca 15
70124 Bari (BA)
Italy
raffaelecavalcanti@gmail.com

Nikolaos Donos
DDS, MS, FHEA, FDSRC, PhD
Professor, Head and Chair, Periodontology and
Implant Dentistry
Head of Clinical Research
Institute of Dentistry, Barts and The London School
of Medicine and Dentistry
Queen Mary University of London
Turner Street
London E1 2AD
United Kingdom
n.donos@qmul.ac.uk

Daniel Etienne
Dr chir dent, MSc
Private practice
1, Avenue Bugeaud
75116 Paris
France
etienne@paro-implant.com

Jason R Gillespie
BS DDS MS
Private prac:ce (Prosthodon:cs)
105 W El Prado Dr
San Antonio, TX 78212-2024
United States of America
jason@gillespie.dental

Alfonso Gil
DDS, MS, PhD
Resident Physician
Clinic of Reconstructive Dentistry
Center of Dental Medicine
University of Zurich
Plattenstrasse 11
8032 Zurich
Switzerland
alfonso.gil@zzm.uzh.ch

Christoph Hämmerle
Professor, Dr med dent, Dr h c
Chair
Clinic of Reconstructive Dentistry
Center of Dental Medicine
University of Zurich
Plattenstrasse 11
8032 Zurich
Switzerland
christoph.hammerle@zzm.uzh.ch

Vincenzo Iorio-Siciliano
DDS, MS, PhD
Department of Periodontology
University of Naples Federico II
Via Sergio Pansini 5
80131 Napoli (NA)
Italy
enzois@libero.it

Ronald Jung
  Professor, Dr med dent, PhD
  Head, Oral Implantology
  Clinic of Reconstructive Dentistry
  Center of Dental Medicine
  University of Zurich
  Plattenstrasse 11
  8032 Zurich
  Switzerland
  ronald.jung@zzm.uzh.ch

Eduardo Lorenzana
  DDS, MSc
  Private practice (periodontology)
  3519 Paesano's Parkway
  Suite 103
  San Antonio, TX 78231-1266
  United States of America
  drlorenzana@yahoo.com

Neil MacBeth
  BDS, MFGDP, MGDS RCS, MFDS RCS, FFGDP (UK),
  MSc, FDS RCS (Rest Dent), CDLM, RAF
  Consultant in Restorative Dentistry –
  Defence Primary Health Care
  Clinical Senior Lecturer in Periodontology
  Institute of Dentistry,
  Queen Mary University of London
  Institute of Dentistry, Barts and
  The London School of Medicine and Dentistry
  Turner Street
  London E1 2AD
  United Kingdom
  n.d.macbeth@qmul.ac.uk

Kurt Riewe
  DDS
  Private practice, Stone Oak Dental
  335 E Sonterra Blvd
  Suite 150
  San Antonio, TX 78258-4295
  United States of America
  kurt.riewe@gmail.com

Shakeel Shahdad
  BDS, MMedSc, FDS RCSEd, FDS (Rest. Dent.) RCSEd,
  DDS, FDT FEd
  Consultant in Restorative Dentistry
  Barts Health NHS Trust
  The Royal London Dental Hospital
  and
  Honorary Clinical Professor in Oral Rehabilitation
  and Implantology
  Barts and The London School of Medicine
  and Dentistry
  Queen Mary University of London
  Turner Street
  London, E1 1DE
  United Kingdom
  shakeel.shahdad@nhs.net

Daniel Thoma
  Professor, Dr med dent
  Vice-Chairman
  Head, Reconstructive Dentistry
  Clinic of Reconstructive Dentistry
  Center of Dental Medicine
  Vice Chairman, Center for Dental Medicine
  University of Zurich
  Plattenstrasse 11
  8032 Zurich
  Switzerland
  daniel.thoma@zzm.uzh.ch

Pietro Venezia
  DDS
  Adjunct Professor
  Department of Prosthodontics
  University of Catania (Italy)
  and
  Private practice
  Via G. Posca, 15
  70124 Bari (BA)
  Italy
  pierovenezia@gmail.com

目　录

1 导 言

M. Roccuzzo

在牙种植学发展初期，骨结合被认为是种植修复长期成功的充分条件。然而，随着时间推移，人们发现软组织整合是非常重要的。有效黏膜屏障的早期形成和长期维持，为种植体周组织结构提供生物学保护，这一点至关重要。这一软组织屏障是在创口愈合过程中形成的，在"活组织"和"外来异物"之间形成的一道有效间隔（Rompen等，2006）。

种植体周健康的长期维持是否需要至少存在最低量的角化黏膜（KM），这个问题多年来一直存有争议。一些研究人员发现，KM不足可能与菌斑积聚、探诊出血、刷牙不适、黏膜退缩以及种植体周黏膜炎相关（Bouri等，2008；Boynueğri等，2013；Chung等，2006；Roccuzzo等，2016）。但其他研究者没能获得类似的研究结果（Frisch等，2015），有学者甚至认为，在严格维持口腔卫生并遵守牙周专业维护方案的情况下，KM并不是不可或缺的（Lim等，2019）。

另一方面来说，完全的骨结合和完美的软组织整合，也并不一定能够获得缺失牙的成功美学修复。事实上，美学敏感区的种植修复成功标准除了评价修复体及其与周围牙列的关系之外，还必须包括对种植体周黏膜的衡量指标（Belser等，2004）。

不仅是修复方面，充足的水平向和垂直向软组织体积对于维持长期美学稳定性也是至关重要的。在存在软组织缺损的情况下，可能需要进行适当的增量程序以获得全面的重建。牙种植学的最新进展为临床医生提供了针对种植体周软组织缺损的多种治疗选择。然而，与此同时，软组织移植手术也具有中度到高度的复杂性，发生并发症的风险很高。因此，本书为读者概述了多种手术的程序步骤，并以图片展示了具体病例的描述。

"国际口腔种植学会（ITI）口腔种植临床指南"第十二卷的目的是培养临床医生对日益增长的治疗需求的认识，以便为越来越多的出现软组织相关问题的患者提供治疗。作者希望，第十二卷能够成为有价值的资源和参考工具书，帮助降低膜龈异常患者治疗中的生物学和美学并发症风险，以确保可预期且稳定的长期治疗效果。

2 种植体周软组织的重要性

A. Sculean

牙种植体通过骨与种植体之间的直接接触锚固于颌骨中，这种现象称之为骨结合（Albrektsson等，1981）。新的证据表明，种植体的长期成功和留存并不仅仅取决于骨结合，还取决于种植体穿黏膜部分周围的软组织，这些软组织将种植体周骨与口腔环境隔离开。这种软组织封闭或软组织"袖口"也被称为种植体周黏膜（Lindhe等，2008）。软组织附着于种植体形成生物学封闭，保证组织的健康，防止发生种植体周感染（种植体周黏膜炎和种植体周炎）。因此，种植体周软组织对于种植体长期留存起到至关重要的作用（Lindhe等，2008）。

天然牙周围的软组织是在牙齿萌出过程中形成的，并将牙周支持组织（牙槽骨、牙周韧带和牙骨质）与外部口腔环境隔离开（Bosshardt和Lang，2005）。种植体周黏膜则是植入骨结合种植体对口腔软硬组织造成创伤后，在创口愈合过程中形成的。以下，对于牙周和种植体周组织最重要的解剖学特征作一简要描述。

健康牙周组织的结构

牙周组织这一概念包括所有对牙起到支持作用的组织：朝向牙侧的牙龈、牙骨质、牙周韧带、衬覆牙槽窝的那部分牙槽突（也被称为牙槽骨）（Schroeder和Listgarten，1997）（图1~图5）。

随着生长发育，牙齿穿透口腔的上皮组织萌出，随后作为穿黏膜器官而存在。其牙根部分锚固于骨内，而牙冠则暴露于口腔环境中。牙龈最重要的功能就是保护其下方的软硬组织不被口腔内的微生物侵入。牙龈的冠方末端止于牙龈缘。在根

方，牙龈止于膜龈联合或与硬腭黏膜相连续。龈沟的深度约为0.5mm。然而，在完全健康的情况下，龈沟深度在临床上可能都无法探得（Schroeder和Listgarten，1997）。

牙齿之间的区域包含一个称为龈乳头的结构。牙龈由两部分组成：游离龈和附着龈。游离龈是牙龈的冠方部分，与釉牙骨质界的轮廓相吻合，宽度为1~2mm（Ainamo和Löe，1966）。其根方边界呈一条点彩线，也可能存在游离龈沟。附着龈位于游离龈和牙槽黏膜或口底黏膜之间。在腭侧，硬腭黏膜直接与游离龈相连续，没有附着龈。附着龈的宽度范围为1~10mm（Ainamo和Löe，1966）。

结合上皮

结合上皮是非角化上皮，由于其独特的结构和功能适应性，可作为功能性屏障抵抗微生物侵袭，在维持牙周健康方面发挥着关键的作用。细胞分裂发生在朝向固有层的基底层中，而最内层细胞则形成了上皮附着。上皮细胞通过基底板和半桥粒附着于牙齿表面（Bosshardt和Lang，2005）。

牙龈的结缔组织

牙龈的结缔组织主要由成纤维细胞组成，其表型与牙周韧带的成纤维细胞不同（Bartold等，2000）。它们排列形成具有复杂的三维结构的胶原纤维组，允许多形核中性粒细胞（PMNs）和单核细胞在结缔组织中迁移并穿过结合上皮的基底膜。即使是临床上健康的情况下，也会存在炎症细胞浸润，这可以认为是邻近结合上皮的结缔组织的一个常见（正常）现象。

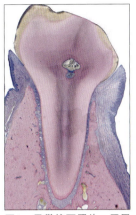

图1 显微镜下照片。牙周组织健康的牙齿。牙的支持组织包括牙骨质、牙周韧带、牙槽骨和牙龈

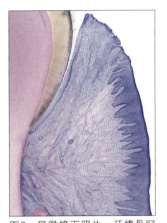

图2 显微镜下照片。牙槽骨冠方软组织包括沟内上皮、结合上皮和结缔组织附着（胶原纤维插入牙骨质）。结合上皮止于釉牙骨质界（CEJ），从该处开始，胶原纤维插入牙骨质中

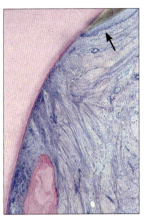

图3 高倍镜下。牙槽骨冠方的软组织包括结合上皮和插入的牙骨质的胶原纤维。邻近结合上皮处可见局限性的少量炎症细胞浸润（箭头所示）

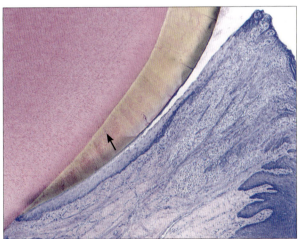

图4 高倍镜下。沟内上皮和结合上皮。结合上皮向根方延伸，止于釉牙骨质界。在结合上皮旁边，局限性的炎症细胞浸润（箭头所示）清晰可辨

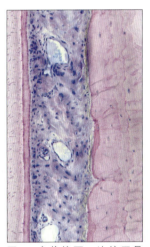

图5 高倍镜下。连接牙骨质和牙槽骨的完整的牙周韧带。胶原纤维一端插入牙骨质内，另一端插入牙槽骨内

牙周韧带

位于牙槽骨和牙骨质之间的致密结缔组织称为牙周韧带。在牙槽嵴顶冠方，牙周韧带移行于牙龈的固有层。在根方牙周韧带则在根尖周围与牙髓相连续。牙周韧带的宽度约为200μm，在牙根中1/3处最窄。其宽度随着年龄的增长而减少。

牙周韧带最重要的功能是将牙连接于周围的牙槽骨。另一个重要的功能是缓冲咬合力。此外，牙周韧带是一个重要的细胞库，这些细胞是维持组织稳态所必需的，在牙周创口愈合和再生方面起到关键作用（牙周成纤维细胞、成牙骨质细胞、破牙本质细胞、成骨细胞和破骨细胞、Malassez上皮剩余细胞、单核细胞和巨噬细胞，以及未分化的间充质祖细胞和干细胞）。

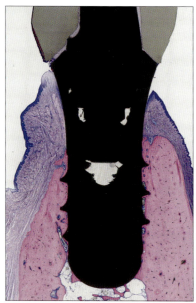

图6　显微镜下照片。骨结合种植体，骨与种植体直接接触，牙槽嵴顶冠方软组织与种植体直接接触

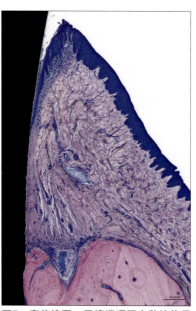

图7　高倍镜下。牙槽嵴顶冠方种植体周软组织包括口腔上皮、沟内上皮和附着于种植体表面的结缔组织

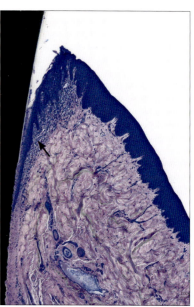

图8　高倍镜下。牙槽嵴顶冠方种植体周软组织的冠方部分。口腔上皮和沟内上皮清晰可见。位于结合上皮根方的胶原纤维与种植体表面平行。紧邻结合上皮和沟内上皮处，有更加弥漫的炎症浸润（箭头所示）

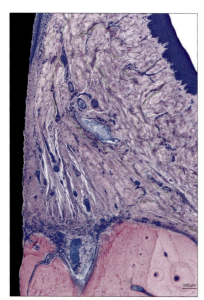

图9　高倍镜下。种植体周软组织的牙槽嵴顶冠方部分。位于结合上皮根方的胶原纤维与种植体表面平行

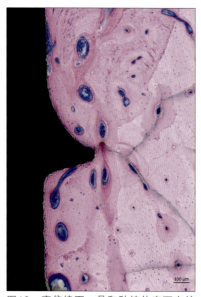

图10　高倍镜下。骨和种植体表面直接接触（骨结合种植体）

牙周韧带的成纤维细胞合成、构造和改建细胞外基质。细胞外基质由胶原纤维和非胶原蛋白构成的无定形基质组成。通过Sharpey纤维插入矿化组织这样一种结构形态，牙周韧带使牙齿与周围骨之间形成了具有一定弹性的连接（Nanci和Bosshardt，2006）。

牙骨质

牙骨质是覆盖在牙根上的矿化结缔组织，通常从釉牙骨质界一直延伸到牙根尖。其主要功能是接受来自牙周韧带的纤维插入使之连接于牙根表面（无细胞外源性纤维牙骨质，AEFC；有细胞混合性分层牙骨质，CMSC）。牙骨质还有其他重要的功能，如调整牙齿的位置以适应新的生理功能需要、修复牙根部缺损（有细胞固有纤维牙骨质，CIFC）（Nanci和Bosshardt，2006）。

牙槽骨

牙齿固定在牙槽骨中。牙槽骨是牙槽突的一部分。牙槽突由外侧皮质骨板、内侧皮质骨板和中间的松质骨组成。牙槽突与颌骨相连续，只有在有牙的情况下才能发育。内侧皮质骨板衬覆牙槽窝，也被称为牙槽骨。

完全萌出且牙周健康的牙，其牙槽嵴顶的位置在冠根向距釉牙骨质界约2mm（Saffar等，1997）。牙槽骨由密质骨组成，其特点是存在骨单位。骨单位是皮质骨改建的结构单元。牙槽窝骨壁上有许多穿通的小孔，将牙周韧带与骨内膜或骨髓腔相连，血管、淋巴管和神经纤维能够穿行其间。

牙槽骨的一个特征性组成部分是束状骨，它平行于牙槽窝骨壁呈板层样沉积。它的典型外观是因包埋了穿通其间的Sharpey纤维造成的。牙槽骨通过吸收和沉积对功能需求做出反应，这一过程称为骨改建。

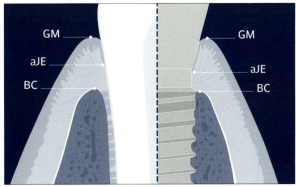

图11　示意图。展示临床健康的天然牙周或种植体周牙槽嵴顶冠方软组织的结构（GM：龈缘；aJE：结合上皮的根方止点；BC：牙槽嵴顶）

健康种植体周组织的结构

种植体周黏膜是在种植体植入后的创口愈合过程中形成的（Sculean等，2014）（图6～图10）。

Berglundh等（1991）研究了两阶段手术形成的犬种植体周黏膜的解剖学和组织学特征，并与天然牙的牙龈进行了比较。种植体周黏膜包括位于外表面的角化口腔上皮和与之相连的朝向基台的一薄层屏障上皮（相当于天然牙周结合上皮），后者称为种植体周结合上皮。种植体周结合上皮的范围是从冠方软组织边缘的根方2mm到种植体周牙槽嵴顶冠方1.0～1.5mm。牙槽嵴顶冠方软组织高度（包括龈沟深度）在种植体周平均为3.80mm，天然牙周平均为3.17mm。种植体和天然牙相比，结合上皮高度和龈沟深度没有统计学上的显著差异，但种植体周结缔组织附着区高度显著大于天然牙（图11）。

种植体周结合上皮和基台周围的软组织附着是与种植体/基台表面直接接触的（Berglundh等，1991）。总结一下，这项研究的结果表明，种植体周黏膜的解剖学特征与天然牙周围的牙龈相类似（Berglundh等，1991）。

随后的研究证明，不同种植体系统的钛表面（Buser等，1992；Abrahamson等，1996）以及使用非潜入式或潜入式愈合的种植体周（Abrahamson等，1999；Arvidson等，1996；Weber等，1996）都可形成类似的黏膜附着。但是，采用潜入式愈合、二期手术连接基台的种植体，其种植体周结合上皮明显长于非潜入式愈合的种植体（Weber等，1996）。

在进一步的犬实验中，研究人员对于基台连接于种植体后，保持口腔黏膜厚度不变或进行口腔黏膜削薄处理（手术去除结缔组织以减少黏膜厚度）情况下的生物学宽度（牙槽嵴顶冠方软组织）进行了测量（Berglundh等，1996）。研究发现，种植体周结合上皮的高度约为2mm，牙槽嵴顶冠方结缔组织附着区的高度为1.3~1.8mm。

有趣的是，黏膜厚度削薄的位点显示持续发生边缘骨吸收，从而调整了牙槽嵴顶冠方软组织的高度，维持了生物学宽度。Hermann等（2001）评估了犬下颌非潜入式或潜入式种植的一段式或两段式钛种植体周的生物学宽度。他们认为，与潜入式或非潜入式种植的两段式种植体相比较，非潜入式种植的一段式种植体的龈缘位置更靠冠方，其生物学宽度更类似于天然牙。后续，使用设计类似的另一种植系统的一项犬实验研究，也证实了同样的研究结果（Pontes等，2008）。

一些研究评估了种植体表面形貌（表面粗糙度测量）对种植体周黏膜的影响。Cochran等（1997）未能发现等离子钛浆喷涂（TPS）表面和喷砂酸蚀表面的种植体在龈沟深度、种植体周结合上皮和结缔组织附着高度方面的差异。Abrahamsson等（2001，2002）在粗糙（酸蚀）钛表面和光滑（铣削）钛表面上观察到相似的上皮与结缔组织。粗糙表面的生物学宽度（牙槽嵴顶冠方软组织）更高，但与光滑表面相比没有统计学上的显著差异。

两项人体组织学研究结果显示，与机械加工表面相比，氧化钛表面或酸蚀钛表面上皮根向延伸较少，而结缔组织附着区较长（Glauser等，2005；Ferreira Borges和Dragoo，2010）。Watzak等（2006）的一项种植体功能负荷18个月的狒狒动物研究，发现种植体的表面修饰对其生物学宽度没有显著影响。在一项对象为犬的研究中，在3个月的愈合期后，纳米多孔TiO_2涂层的一段式钛种植体和无涂层、光滑颈部的对照组钛种植体表现出相似的种植体周结缔组织附着和上皮长度（Rossi等，2008）。Schwarz等（2007）提出，比起种植体表面的微观形貌，软组织整合受表面亲水性能的影响更多。

许多研究表明，在不同的种植体材料表面，上皮细胞的附着方式，类似于结合上皮细胞通过半桥粒和基板附着于牙齿表面（Sculean等，2014）。

在分析结缔组织和钛涂层环氧树脂种植体之间的完整界面时，Listgarten等（1992，1996）证实了胶原纤维的排列平行于钛涂层。由于种植体缺乏牙骨质层，种植体周的胶原纤维也就无法插入，所以认为结缔组织对种植体穿黏膜部分的附着要弱于结缔组织对天然牙根表面的附着（Sculean等，2014）。因此，对于维持种植体周组织的健康，改善软组织-种植体界面的质量具有重要意义（Sculean等，2014）。

种植体的软组织封闭是在创口愈合过程中形成的，Berglundh等（2007）对这一过程进行了研究。种植体植入后，种植体-黏膜界面立刻被血凝块所占据。大量的中性粒细胞浸润血凝块，第4天时就形成了初始的黏膜封闭。在接下来的几天里，白细胞的数目减少，分布也变得局限于种植体-软组织界面的冠方，而界面的根方主要为成纤维细胞和胶原蛋白。

在愈合期的第1～2周内，种植体周结合上皮位于黏膜边缘根方约0.5mm处。愈合2周时，种植体周结合上皮开始向根方增殖。2周后，种植体周黏膜就已富含细胞和血管。愈合4周时，种植体周结合上皮进一步向根方迁移，占据整个种植体–软组织界面的40%。这一结缔组织富含胶原蛋白和成纤维细胞，组织结构良好。

种植体周结合上皮的根向迁移在愈合的第6～8周完成，此时成纤维细胞在钛表面形成致密层。愈合的第6～12周，结缔组织开始成熟，种植体周结合上皮占据整个种植体–软组织界面的60%左右。距离种植体表面较远处，血管的数目少，成纤维细胞位于细胶原纤维之间，平行于种植体表面走行。

这些发现表明，软组织附着于商业纯钛穿黏膜种植体的光滑颈部表面（非潜入式种植）需要至少6周时间（Berglundh等，2007）。这些来自动物实验的发现，在人体研究中也得到了证实（Tomasi等，2013），表明钛种植体周的软组织屏障可以在8周之内完全形成。进一步的研究结果显示，在犬类，种植体周软组织封闭（生物学宽度或牙槽嵴顶冠方软组织）的高度分别在至少12个月（Cochran等，1997；Assenza等，2003）或者15个月（Hermann等，2000）时是稳定的。

角化黏膜在维持种植体周组织健康方面的作用

一般普遍认为，对种植体周健康的评估是通过临床和影像学检查来进行的：探诊出血（BOP）、探诊深度（PD）和种植体边缘骨水平（Salvi等，2012；Jepsen等，2015）。

角化附着黏膜（KAM）的存在与否及其宽度对于种植体周组织健康和稳定性的影响一直存有争议（Bengazi等，1996；Schou等，1992；Strub等，1991；Wennström等，1994）。

一方面，通过评估种植体周骨水平或探诊深度，许多临床研究未能证实"充足的"KAM带（≥2mm）的存在与种植体的稳定性相关（Bengazi等，1996；Wennström等，1994；Chung等，2006；Bouri等，2008；Boynueğri等，2013）。一项动物研究的结果也表明，"充足的"KAM宽度的存在对种植体周健康状况没有显著影响（Strub等，1991）。

然而，其他临床研究表明，KAM宽度不足（≤2mm）与更高的种植体周炎症、软硬组织丧失的风险相关（Warrer等，1995；Block等，1996；Zarb等，1990）。许多研究报告称，相较于KAM宽度充足（≥2mm）的位点，种植体周KAM宽度＜2mm与更高的出血指数（Zigdon等，2008；Adibrad等，2009；Schrott等，2009；Lin等，2013）、更多的菌斑积聚（Chung等，2006；Bouri等，2008；Boynueğri等，2013；Adibrad等，2009；Schrott等，2009；Crespi等，2010）以及更多的黏膜炎症（Chung等，2006；Bouri等，2008；Boynueğri等，2013；Adibrad等，2009；Crespi等，2010）存在统计学上的显著相关。

但一项回顾性研究报告显示，进行种植体维护治疗的患者，无论他们的角化附着黏膜（KAM）宽度如何，种植体周组织疾病的患病率都很低（Frisch等，2015）。该研究的作者认为，对于确保种植体周组织健康来说，维持良好的菌斑控制水平比有足够宽度的KAM更为重要。Schou等（1992）提出，只要口腔卫生状况足够良好，即使角化黏膜缺如也可以确保种植体周组织的健康。

这些观点在之后的系统性评述中得到证实，结论是在确保良好的口腔卫生的情况下，角化附着黏膜（KAM）不足可能不会对维持种植体周软组织健康起到决定性影响（Wennström和Derks，2012；Gobbato等，2013；Lin等，2013）。然而，临床前和临床数据表明，在缺少稳定的KAM的情况下，菌斑控制较为困难，这反过来又可能导致种植体周软组织炎症，最终造成骨丧失（Warrer等，1995；Wennström和Derks，2012；Gobbato等，2013；Lin等，2013）。

Roccuzzo等（2016）评估了健康人群和中度牙周病患者下颌后部的种植体周健康状况，以评价角化附着黏膜（KAM）存在与否所起到的作用。结果显示，缺乏KAM与更多的菌斑积聚、更严重的软组织退缩（REC）和更多位点需要附加手术或抗生素治疗相关。这表明，即使有很好的口腔卫生和充分的牙周支持治疗，周围缺乏KAM的种植体更易发生菌斑积聚和软组织退缩。这些发现与最近3篇评述的意见是一致的。这些评述的结论是，种植体周存在足够宽度的KAM，与更好的软硬组织稳定性、更少的菌斑积聚、更少的软组织退缩和更低的种植体周黏膜炎的发病率相关（Sculean等，2017；Chackartchi等，2019）。

综合来看，到目前为止，大部分现有证据表明，种植体周缺少足够宽度的角化附着黏膜（KAM），与更多的菌斑积聚、炎症、软组织退缩和附着丧失相关（Warrer等，1995；Wennström和Derks，2012；Gobbato等，2013；Lin等，2013；Sculean等，2017；Chackartchi等，2019；Iorio-Siciliano等，2019）。

最近的一项系统性评述评估了软组织增量手术对部分缺牙或无牙颌患者的种植体周健康或种植体周组织疾病的影响（Thoma等，2018a）。这些患者接受了软组织移植手术以增加KAM宽度或种植体周黏膜的厚度。结果表明，使用自体移植物进行软组织移植可增加KAM、改善出血指数和减少边缘骨丧失，有利于种植体周健康。

在美学区，使用自体结缔组织移植可以增加种植体周黏膜的厚度，从长时间来看这一改变与较少的边缘骨丧失在统计学上显著相关。然而，数据显示，与未移植位点相比，移植位点的探诊出血、探诊深度和菌斑指数并没有统计学显著差异。因此，作者的结论是，基于现有的证据，普遍认为软组织增量有利于建立与维持种植体周健康（Thoma等，2018a）。

为了种植修复后种植体周黏膜形成自然外观，尽量避免软组织透色，临床前和临床研究的结果表明，种植体周黏膜的厚度至少应该达到2mm这一阈值（Jung等，2007；Cosgarea等，2015；Ioannidis等，2017；Thoma等，2016）。此外，在即刻种植或特定解剖情况下（例如，唇侧骨壁过薄或缺如、种植体颊舌向位置不良、种植体轴向角度不佳），足够的黏膜厚度可降低黏膜退缩的风险（Buser等，2004；Evans等，2008；Sculean等，2017）。

总之，尽管现有的证据尚无定论，但有理由认为，角化附着黏膜（KAM）的存在有利于种植体周健康，因为它有利于促进口腔卫生，从而减少种植体周的炎症（更低的出血指数）和边缘骨丧失。此外，在确保美学效果方面，KAM存在与否也起到至关重要的作用。

致谢

摄影

Professor Dieter D. Bosshardt-Bern, Switzerland

3 软组织水平种植体周的软组织处理

M. Roccuzzo

3.1　种植体植入时的软组织处理

从生物学角度来看，种植体的冠根向位置，尤其是软组织水平种植体，应当遵循"能浅则浅，当深则深"的原则（Buser等，2004），以避免种植体周探诊深度过深，同时还要考虑到该区域的修复和美学因素。

这一理念最近在一项纳入19名患者的病例对照研究中得到证实。该研究评估了深黏膜袖口（DMT，≥3mm）对实验性种植体周黏膜炎的诱导和消退阶段起到的调整作用（Chan等，2019）。每名患者均有一颗适当植入的软组织水平种植体。根据黏膜袖口（MT）的深度将患者分为实验组（DMT，≥3mm）或对照组（浅黏膜袖口，SMT，≤1mm）。受试者接受标准化实验性种植体周黏膜炎方案，方案分为口腔卫生优化阶段、为期3周的炎症诱导阶段（使用丙烯酸支架使患者不能清洁到参与实验的种植体）和3+2周的炎症消退阶段。

随时间测定改良菌斑指数（mPI）、改良牙龈指数（mGI）和种植体周龈沟液中的IL-1β浓度。mPI和mGI在炎症诱导阶段均升高。口腔卫生恢复正常后，SMT组的mPI和mGI降回基线水平，而DMT组这两者的变化出现分歧。在DMT组，虽然菌斑积聚得以解决，但口腔卫生恢复正常后的前3周里炎症的消退却很缓慢，且幅度很小。DMT组的IL-1β浓度在炎症诱导期末尾和消退期显著升高，印证了临床检查的结果。对于DMT组，需要移除牙冠并进行黏膜下的专业医疗清洁，才能将mGI恢复到基线水平。

种植体周龈沟的深度影响了实验性黏膜炎的消退，这令人产生疑问，在种植体植入过深的情况下，自我口腔清洁能达到多少效果。由于在这种临床情况下，黏膜炎发展为种植体周炎的风险较高，临床医生应尽力将种植体植于适当的冠根向位置——不仅仅是因为美学效果，同样也是因为生物学方面的原因（Berglundh等，2018）。

应该注意的是，从临床角度来看，没有邻牙时，将种植体植入合理深度较容易实现，但如果需要将种植体植入于两颗天然牙之间，特别是邻牙有牙周病损的情况下，则相当具有挑战性。图1a，b展示了正确的种植体冠根向位置的示例。图2a，b则展示了冠根向位置不佳的示例。

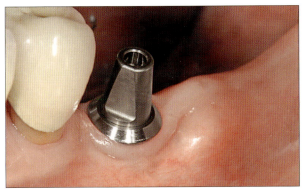

图1a 一名牙周病患者，为其精心选择种植体并定位植入口内，获得了最小的探诊深度（牙冠粘接固位时）

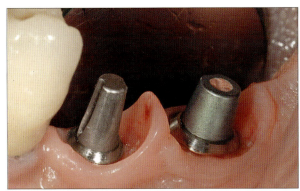

图1b 取下使用临时粘接剂固位了7年之久的全瓷单冠之后，两颗软组织水平种植体之间的健康的龈乳头

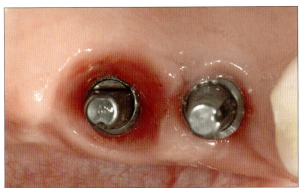

图2a 远中的种植体植入于平齐牙槽嵴顶水平，而没有考虑软组织的厚度，导致出现深黏膜袖口

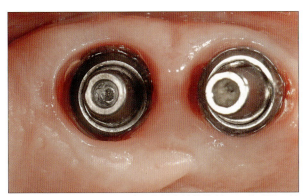

图2b 远中宽颈种植体周残留的树脂基粘接剂。深黏膜袖口的情况下可能无法完全去净多余的粘接剂。在这两个病例中建议使用螺钉固位修复体

在拔牙之前，应计划好理想的种植体位置，以实现最佳的软组织整合。牙槽嵴保存是拔牙后的治疗选择之一，特别是在一个或多个牙槽窝骨壁缺失的情况下（Roccuzzo等，2014c；Mardas等，2015）。采用这种方法的原理是，保持牙槽嵴的外形轮廓往往有利于后续的治疗步骤，降低种植体颈部位置不良的风险，形成理想的软组织封闭（MacBeth等，2017）。图3a~i展示了一个病例，牙槽嵴保存后植入种植体，获得了长期软组织稳定性。在黏膜过厚的位置，难以在种植体植入正确位置的同时获得浅的种植体周龈沟。在这样的位置必须进行适当的组织瓣的设计，尤其是计划粘接固位修复的情况下。图4a~m展示了一个上颌后部种植体植入的病例，在该处需要去除多余的组织。

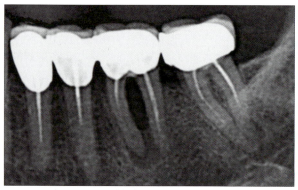

图3a　严重牙周-牙髓联合病变的第一磨牙的X线片。由于考虑到拔牙后会有较大的骨缺损，将造成邻牙的邻面骨水平降低，因此计划进行牙槽嵴保存

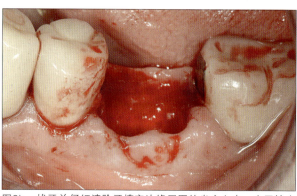

图3b　拔牙并仔细清除牙槽窝边缘周围的炎症上皮，由于缺少颊侧骨板，黏膜边缘是可动的

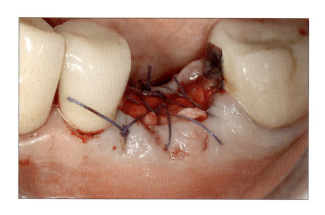

图3c　使用含有10%胶原成分的去蛋白牛骨矿物质（DBBM）（Bio-Oss Collagen；Geistlich, Wolhusen, Switzerland）填充干净的牙槽窝，以双层胶原膜覆盖（Bio-Gide；Geistlich），使用4-0薇乔可吸收缝线（Ethicon；Johnson & Johnson International）缝合固定

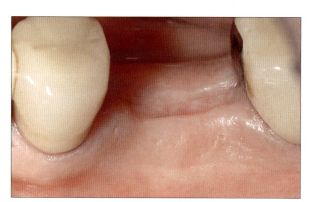

图3d　愈合8周之后，可见厚实的角化黏膜带

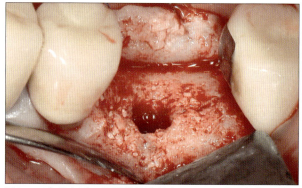

图3e　4个月之后，牙槽嵴的体积充足，可以在理想位置植入种植体，而无需进一步骨增量

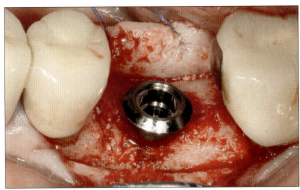

图3f　植入1颗化学改良表面的钛种植体（S，WNI SLActive，直径4.8mm，长度12mm；Institut Straumann AG，Basel，Switzerland）

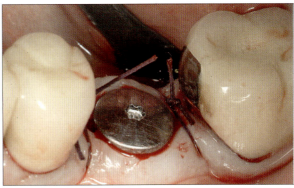

图3g　软组织环绕贴合种植体的光滑颈部，实现了理想的非潜入式愈合

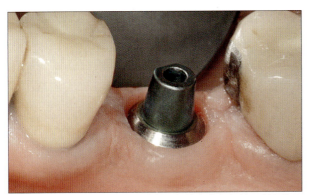

图3h　植入3个月之后，种植体被坚韧的角化组织袖口所包绕

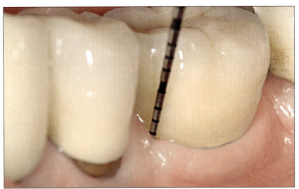

图3i　种植体周软组织在植入7年之后仍保持着良好的稳定性，而相邻天然前磨牙的颊侧软组织有些退缩

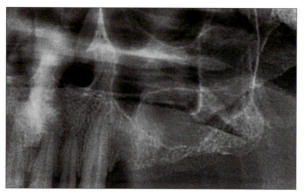

图4a　曲面体层放射线片的一部分。左侧上颌窦内有大的囊肿。咨询了耳鼻喉外科医生，但没获得任何具体的治疗建议。因此，决定在不影响上颌窦的情况下植入种植体

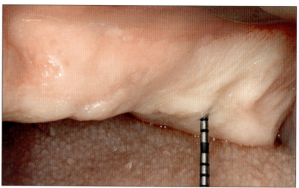

图4b　左侧上颌后部。使用探针进行骨维度探测，显示在第二磨牙区域存在非常厚的黏膜

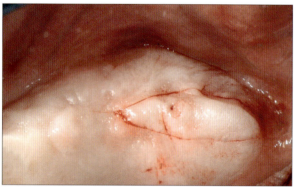

图4c　主要的切口线

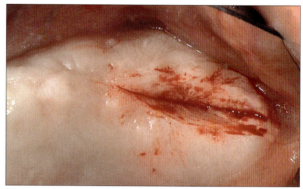

图4d　左侧上颌后部切取组织后。这些组织随后将作为自体移植物用于前部区域

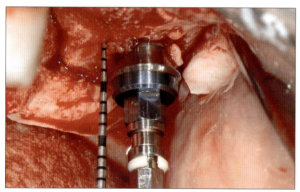

图4e　在上颌左侧第二磨牙位点植入化学改良表面钛种植体（S，WNI SLActive，直径4.8mm，长度10mm；Institut Straumann AG）。2.8mm光滑颈部的标准种植体是一理想选择，后续可使修复体边缘更靠冠方

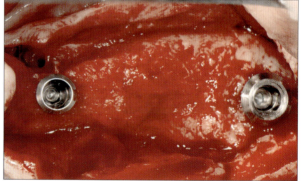

图4f　在上颌左侧第一前磨牙位点植入种植体（SP，WNI SLActive，直径4.1mm，长度12mm；Institut Straumann AG），术中所见。选择1.8mm光滑颈部的种植体是为了降低未来软组织开裂的风险。近中种植体颊侧的骨凹陷是开裂的一个危险因素

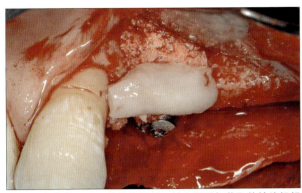

图4g 自体骨屑置于种植体颊侧。从上颌后部获取的结缔组织移植物置其上，保护骨屑，增加牙槽嵴顶的宽度

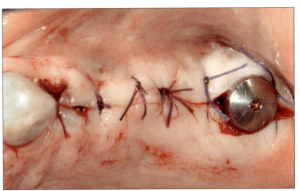

图4h 前部的移植受区半潜入式愈合。远中种植体采用非潜入式愈合，软组织瓣环绕种植体颈部紧密贴合

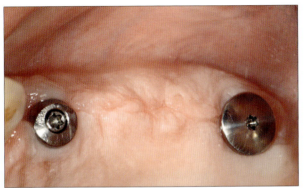

图4i 种植体植入6周之后，两颗种植体周软组织愈合良好

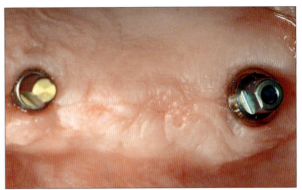

图4j 种植体植入8周之后，安放4mm高的实心基台

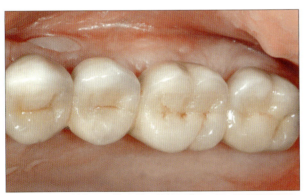

图4k 戴入四单位金属烤瓷桥，粘接固位

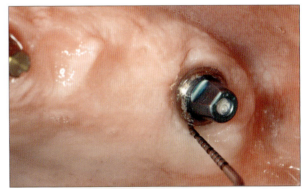

图4l 1年之后随访。取下临时粘接的烤瓷桥后，可见种植体周软组织健康，探诊深度很小（<4mm），无出血

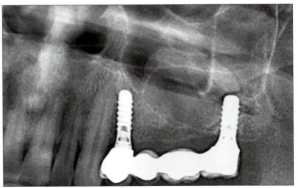

图4m 5年之后随访的根尖放射线片。可见邻间骨水平稳定

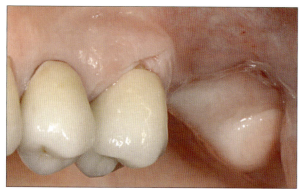

图5a 术前情况

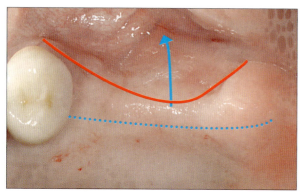

图5b 切口略偏腭侧，以将角化组织移往颊侧

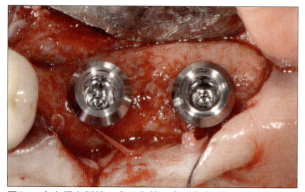

图5c 在上颌左侧第一磨牙和第二磨牙位点植入两颗宽颈种植体（SP，WNI SLActive，直径4.8mm，长度10mm；Institut Straumann AG）

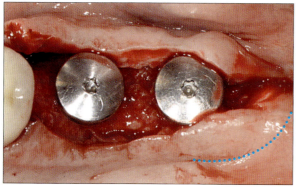

图5d 在腭侧瓣的远中部分做一切口

为非潜入式种植体设计出最佳软组织瓣的挑战之一，就是软组织瓣应环绕并完全紧密贴合种植体颈部，尤其是在软组织解剖形态不规律时。图5a～k展示了上颌后部、软组织形态不规则时非潜入式软组织水平种植体的软组织处理示例。

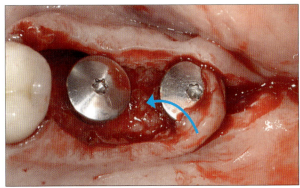

图5e 将带蒂瓣逆时针旋转

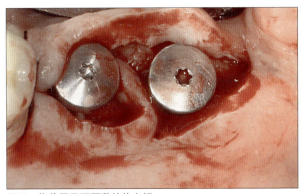

图5f 将蒂置于两颗种植体之间

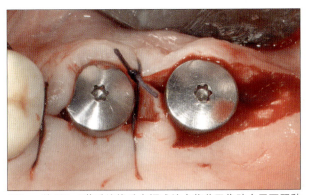

图5g 使用4-0薇乔缝线垂直褥式缝合将蒂固位贴合于两颗种植体之间

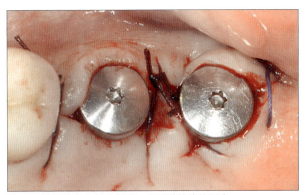

图5h 最后缝合上颌左侧第二磨牙种植体的远中

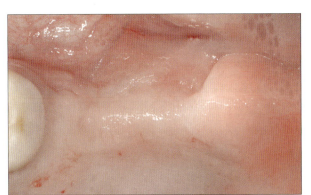

图5i 术前𬌗面观

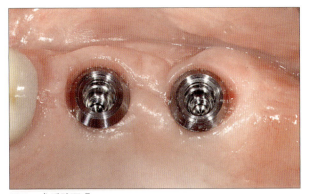

图5j 术后𬌗面观

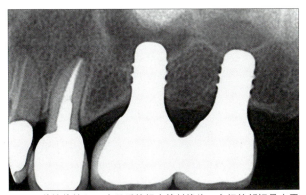

图5k 种植体植入18个月后的根尖放射线片。良好的邻间骨水平

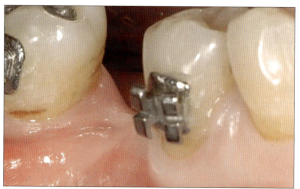

图6a 正畸治疗结束后的下颌右侧第一磨牙位点，术前观。牙槽嵴宽度不足，角化黏膜缺如

在角化黏膜缺如的情况下，为实现理想的穿黏膜愈合而制作最佳的软组织瓣尤为困难。在这种情况下，建议采用游离龈移植，尤其是需要进行骨再生时，如第4.1章节所述。

通常，只要对组织进行适当的手术处理，少量的角化组织就足以在种植体颈部周围形成软组织袖口。图6a～j展示了一个在没有任何可用角化组织的情况下，软组织水平种植体周软组织处理与骨再生的病例。

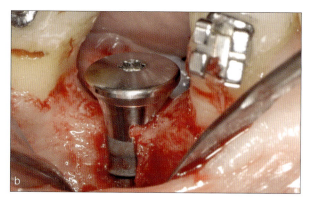

图6b，c 种植体（S，SLA，直径4.1mm，长度12mm；Institut Straumann AG）植入之后，使用自体骨和去蛋白牛骨矿物质（DBBM）移植物覆盖颊侧的骨开裂

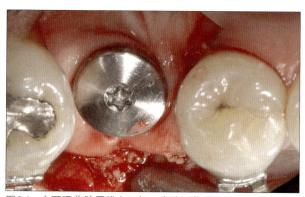

图6d 在可吸收胶原膜上环切一个孔。将膜覆盖于移植物上，并用愈合帽固定

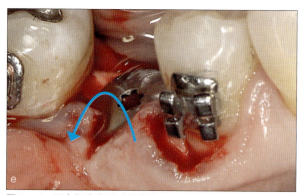

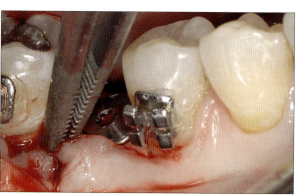

图6e，f 近中龈乳头逆时针旋转90°，与远中龈乳头缝合在一起，在种植体颊侧形成一宽的角化组织带

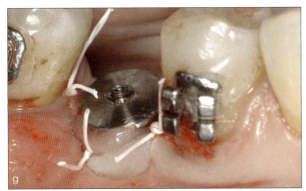
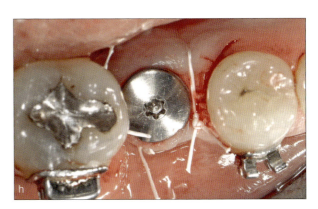

图6g，h　使用e-PTFE缝线缝合，颊侧观和殆面观

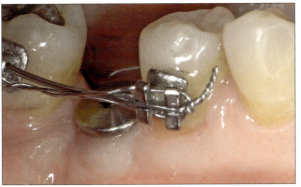
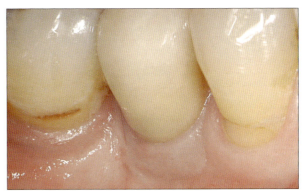

图6i　早期愈合（6周时）。新的膜龈联合已经明显可见

图6j　种植体植入15个月之后，颊侧观。有赖于种植体植入时的骨移植和龈乳头转位瓣，形成了当下软组织理想的外形轮廓

在很多情况下，种植体植入位置不当会造成口腔卫生清洁入路受限，增加黏膜炎症的风险。与天然牙相比，种植体位点的菌斑积聚会引起更严重的炎症反应（Berglundh等，2011）。事实上，尽管证据有限，但普遍认为，位置适当的种植体不会像位置不良的种植体那样频繁出现生物学并发症。

不仅仅是以修复为导向的定位，种植体还需要（甚至是必不可少的）固定不动的宽角化黏膜、正确深度的种植体周龈沟和厚组织表型，以降低种植体周组织炎症和长期并发症的风险。

3.2 种植体植入前的软组织处理

在2017年世界研讨会上，Hämmerle和Tarnow（2018）报告说，大量中等规模患者样本量的前瞻性对照研究表明，与较厚的软组织相比，种植体周软组织较薄会导致种植体周边缘骨丧失增加。不过，这其中大多数数据都是由同一组研究人员发表的。

Linkevicius等（2009）在19名患者口内植入了46颗种植体，根据软组织厚度，将种植体分为两组。在1年的随访中，薄软组织组的种植体边缘骨丧失约为1.5mm，而厚软组织组仅为0.3mm。

此外，这些研究人员还分析了32名患者颊侧软组织厚度对边缘骨水平变化的影响。他们发现软组织厚度和骨丧失之间显著相关，在1年的随访中，薄软组织位点发生了更多的骨丧失（薄组0.3mm，厚组0.1mm）。

最近的另一项研究（Linkevicius等，2015）也证实薄软组织会导致边缘骨丧失增加。在薄软组织组和厚软组织组之外，研究者还随访了第三组约30名患者。这些患者软组织较薄，但种植手术时通过移植进行了软组织增量。结果显示，第三组的骨丧失程度和厚软组织组没有什么差异。这些发现似乎表明，充足的软组织厚度有利于种植体周骨水平的稳定性。

在另一项研究中，Puisys和Linkevicius（2015）的结论认为，鉴于在天然的厚软组织下发生的骨丧失明显少于薄软组织表型者，可以采取软组织增量作为减少牙槽嵴顶骨丧失的方法。

植入厚软组织表型的种植体周发生的骨丧失明显少于薄表型者，基于这一观察，应鼓励临床医生在种植前或种植手术时对薄软组织进行软组织增量，以利于牙槽嵴顶的稳定性。图7a～i展示了一例使用这种方案治疗一名63岁女性下颌后部的病例。

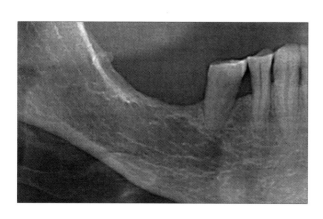

图7a 缺牙位点（下颌右侧第一磨牙和第二磨牙）的曲面体层放射线片。下颌管上方仅有勉强的骨量可供种植体植入

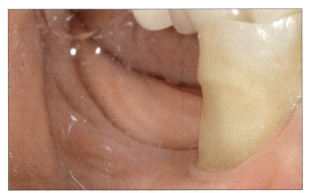

图7b　缺牙区，颊侧观。前庭浅，角化黏膜缺如

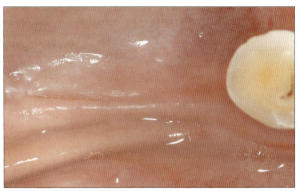

图7c　缺牙区，殆面观。牙槽嵴非常窄

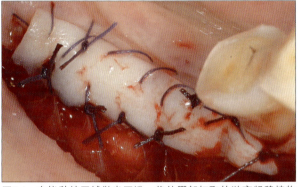

图7d　在拟种植区域做半厚瓣，将从腭部切取的游离龈移植物缝合于其上

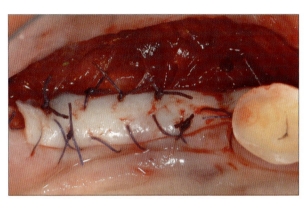

图7e　移植物以4-0薇乔缝线缝合固定，殆面观

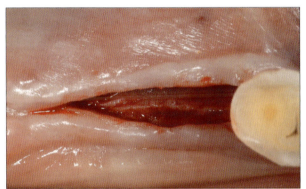

图7f　3个月之后，翻开颊舌侧全厚瓣以进行种植体植入。颊舌侧瓣均有较厚的角化组织

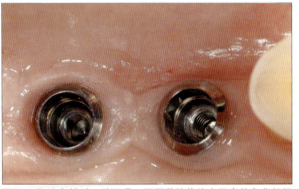

图7g　取终印模时，殆面观。两颗种植体均由厚实的角化组织袖口环绕，构成保护种植体周组织结构的有效屏障

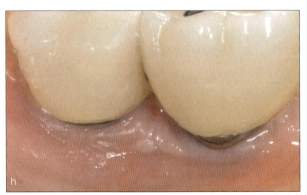

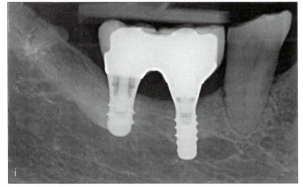

图7h，i　6年之后随访，螺钉固位全瓷冠的临床照片和根尖放射线片。修复程序：Dr. Nicola Scotti-Torino, Italy

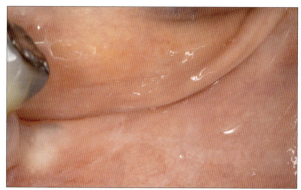

图8a 术前观。骨萎缩伴黏膜菲薄，几乎无角化组织

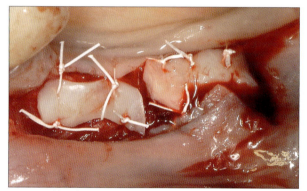

图8b 两块游离龈移植物缝合于拟种植体植入和骨再生的区域

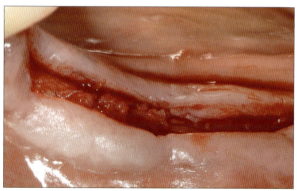

图8c 软组织增量术后3个月。翻全厚瓣，颊侧和舌侧均可见厚实的角化组织带

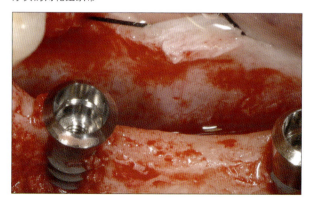

图8d 下颌左侧第二前磨牙和第二磨牙位点的种植体（S，RN，直径3.3mm，长10mm；S，RN，直径4.8mm，长10mm；Institut Straumann AG）及颊侧的大范围裂开式骨缺损

从临床角度来看，宽角化组织的存在有利于种植体的穿黏膜愈合，即使是在需要骨再生的情况下。它可以在种植体颈部周围形成厚实的软组织袖口。图8a～1展示了使用这一治疗方法的病例。57岁女性患者，下颌后部需要在种植体植入同期进行水平向骨再生。

一些研究讨论了在牙槽嵴严重萎缩的情况下垂直向牙槽嵴增量的各种技术应用。这些技术需要使用空间维持装置或钛网支撑不可吸收或可吸收膜（Esposito等，2008；Fontana等，2011；Roccuzzo等，2017a）。

所有这些研究还表明，使用屏障装置属于技术敏感型操作，容易产生手术并发症（Jepsen等，2019）。引导骨再生（GBR）失败的主要原因之一与屏障膜暴露相关，导致细菌污染和术区感染，进而影响骨再生的效果（Sanz等，2019）。尽管对此尚无具体研究，但通常认为屏障膜暴露多发生于术后前4周，尤其是黏膜菲薄、无角化黏膜或有瘢痕组织的患者。因此，在特定情况下，应考虑在进行骨再生程序之前，先优化软组织的质和量。

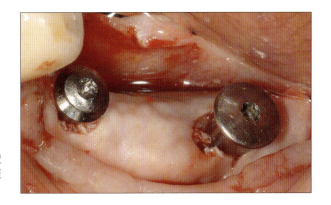

图8e 引导骨再生。自体骨与种植体表面直接接触，随后放置一层去蛋白牛骨矿物质（DBBM）。可吸收胶原膜严密贴合覆盖种植体周，以稳定骨移植物

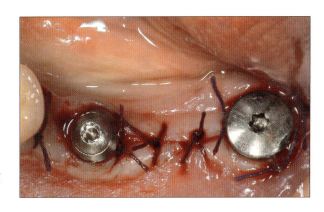

图8f 缝合。穿黏膜愈合。由于先前的软组织增量，种植体颈部周围得以形成理想的软组织封闭

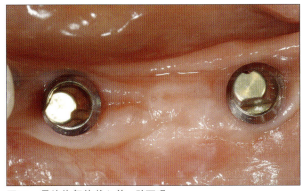

图8g 最终修复体戴入前，殆面观

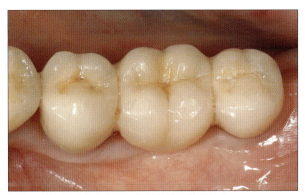

图8h 戴入三单位全瓷桥，临时粘接剂粘接固位

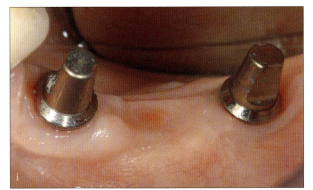

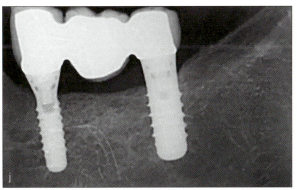

图8i，j 1年之后随访的临床照片和根尖放射线片。取下修复体再次检查软组织的情况，随后重新戴入修复体，使用永久粘接剂粘接固位

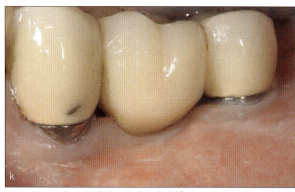

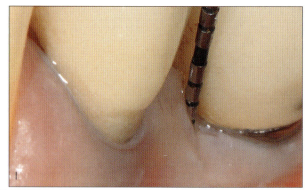

图8k，l　10年之后随访。全瓷冠颊侧有少量色素沉着。种植体周软组织健康，探诊深度很浅

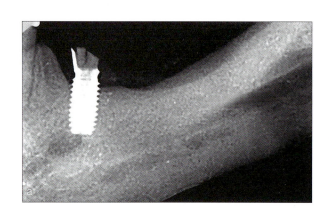

图9a～p展示了一个使用这一方法治疗患者下颌的病例。患者是一名63岁的牙医，目前仍是吸烟者。他之前在下颌左侧第二前磨牙位点进行了种植手术，但近期发生了种植体折断。手术取出折断的种植体后，由于下颌管上方用于植入种植体的可用骨高度不足，需要进行垂直向骨增量。局部软组织检查显示，角化黏膜很少，之前的手术还造成了瘢痕组织的存在。为降低GBR术后软组织开裂、术区暴露或感染的风险，建议患者在尝试垂直向骨增量之前先行软组织增量手术。

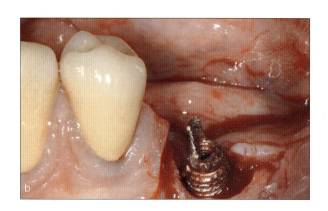

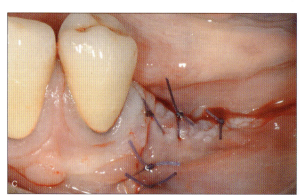

图9a～c　手术取出折断的种植体

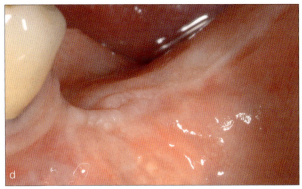
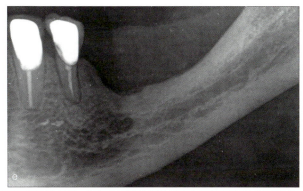

图9d，e　3个月之后，下颌左侧第二前磨牙位点角化黏膜极少，还有瘢痕组织存在，对于计划要进行的垂直向骨增量来说并不理想

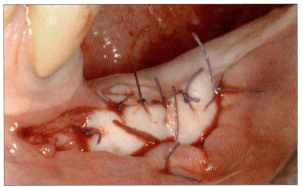
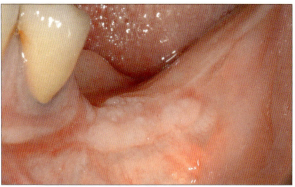

图9f　翻半厚瓣，用4-0薇乔缝线将游离龈移植物缝合于骨膜上

图9g　软组织增量术后4个月，侧面观

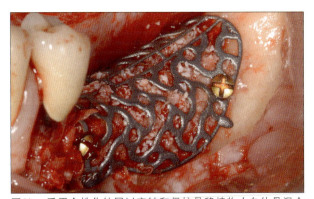
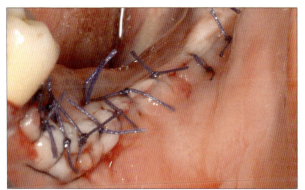

图9h　采用个性化钛网以容纳和保护骨移植物（自体骨混合DBBM）。使用两颗螺钉固定钛网。厚实黏膜的存在减少了对胶原膜的需要

图9i　将瓣冠向推进，使之完全覆盖住整个骨增量区域，无张力关闭创口。为使黏膜瓣稳定，在根方使用3-0薇乔缝线水平褥式缝合，在冠方使用4-0薇乔缝线间断缝合

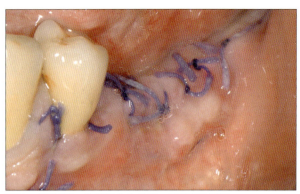

图9j　术后2周。黏膜瓣愈合良好，可以拆除缝线

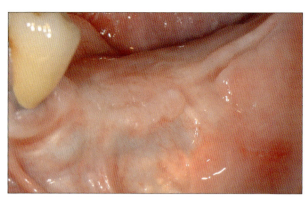

图9k　骨再生术后6个月的临床照片。愈合非常理想

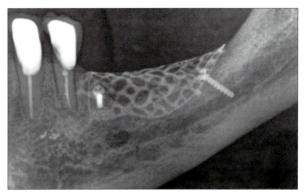

图9l　种植体植入手术前，骨增量区域的放射线片

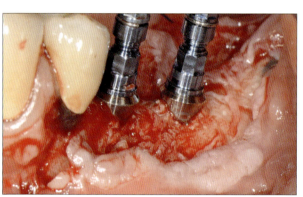

图9m　取出钛网后，在下颌左侧第二前磨牙和第一磨牙位点植入两颗Straumann软组织水平种植体（SP，RN，直径3.3mm，长8mm；SP，RN，直径4.1mm，长6mm；Institut Straumann AG）

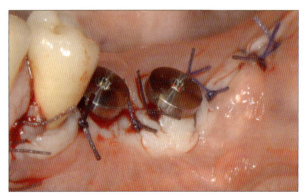

图9n　缝合，以达到最佳的非潜入式愈合效果

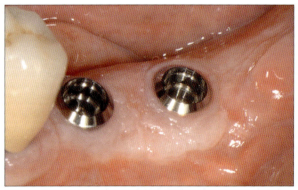

图9o　术后3个月。健康厚实的角化黏膜袖口包绕着种植体。现在可以为制作最终修复体制取印模了

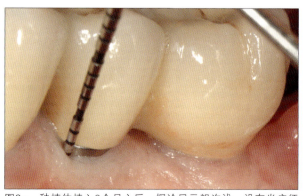

图9p　种植体植入6个月之后。探诊显示龈沟浅，没有炎症征象。修复程序：Dr. Walter Gino-Torino, Italy

基于2017年世界研讨会的结论，即大量的前瞻性对照研究表明，与较厚的软组织相比，种植体周软组织较薄会导致边缘骨丧失增加，应该鼓励临床医生在植入种植体之前创造理想的软组织条件。膜龈手术尤其适用于软组织薄、无角化组织的患者。该治疗方法分两个步骤，每一个步骤都相对容易。但是，患者必须接受两次手术带来的不适，这两次手术之间的间隔不少于1个月。

在种植位点软组织条件不足的情况下，如果医生考虑自体软组织移植以促进种植体周健康或维持边缘骨水平，即使最近的文献出版物提供了决策指南（Thoma等，2018a；Giannobile等，2018），但理想的临床解决方案应当是基于患者个体情况决定的，并且应当是患者和医生共同讨论所得出的适当结果。

3.3　支持治疗期间的软组织处理

最新的证据表明，即使是牙周不良患者，如果接受个性化制订的牙周/种植体周支持治疗（包括持续评估牙周/种植体周疾病发生和进展的风险），也可以获得良好的长期种植体留存率（Roccuzzo等，2014a）。

当前，种植治疗不能仅局限于手术/修复，还应包括根据患者的患病风险状况个性化制订的牙周/种植体周支持治疗（SPT）。数据显示，至少每隔5~6个月应进行复诊（Monje等，2019）。然而，就预防种植体周生物学并发症的干预措施而言，实施膜龈手术以改善种植体周软组织状况的时机尚不明晰。

根据2017年世界研讨会的报告（Caton等，2018），种植体周黏膜炎的特征是探诊出血和视诊有炎症表现，强有力的证据表明它是由菌斑引起的。种植体周炎被定义为发生于种植体周组织的菌斑相关性病理状况，特征是种植体周黏膜的炎症和随之的进行性支持骨丧失。种植体周黏膜炎的发生先于种植体周炎，但通过清除菌斑可以使病变逆转。

基于这些考量，应尽最大努力调动患者的积极性，提高他们维持牙/种植体菌斑控制的能力水平，以实现低的全口菌斑指数。国际口腔种植学会（ITI）第六次共识研讨会（Heitz-Mayfield等，2018a）推荐根据患者的需求和患病风险状况提供个性化支持治疗。这其中包括进行口腔清洁、清除菌斑生物膜、监测口腔健康以及减少可改变的危险因素。

从这个角度来看，必须对解剖因素加以考虑，来尝试阻断各种可促进种植体周炎的局部风险因素，诸如种植体周深袋、系带的附着或缺乏角化附着黏膜等。最近的研究表明，针对这些情况，SPT还应包括通过手术来改善软组织，以利于菌斑控制。

在一项临床、免疫学和影像学的对照研究中，Büyüközdemir Aşkın等（2015）研究了种植体周角化组织对于有效的维护治疗的必要性。40名角化组织不足的患者被分为两组：一组进行游离龈移植物（FGG）移植；另一组则接受标准化牙周维护治疗，不进行手术。分析其临床指标、种植体周龈沟液（PISF）量、PISF中白介素-1β（IL-1β）浓度和骨丧失情况。在整个研究期间，只有FGG组的临床和免疫学指标有显著改善。作者的结论是，对缺少角化组织的种植体周进行FGG是一种可靠的方法，可以显著改善临床和炎症指标。

Oh等（2017）评估了对角化黏膜有限的种植体周行游离龈移植（FGG）治疗的临床和影像学结果，并与单纯口腔预防性治疗者进行比较。他们的前瞻性研究纳入了28名患者的41颗角化黏膜缺如的种植体，14名患者进行FGG之后接受预防性治疗，另外14名仅接受预防性治疗。结果表明，FGG组的牙龈指数（GI）和牙槽嵴顶骨丧失显著低于对照组。作者得出结论，对于缺少角化黏膜的种植体，游离龈移植术是一种有效的治疗方法，可以在短期内减轻黏膜的炎症并维持牙槽嵴顶骨水平。

这些初步结果似乎可以证实，角化组织对维持种植体周健康状况起到有益作用。因此，在特定情况下，种植体周膜龈手术可被视为SPT的一个重要组成部分。

系带对于天然牙周围软组织开裂的病因学作用仍然存在争议。Cortellini和Bissada（2018）报告说，系带可能影响口腔卫生的效果，因而它是可能导致牙龈退缩的原因之一（尽管证据水平较低）。

2017年世界研讨会上没有提到与附着于种植体的系带可能产生的负面影响。

然而，从临床角度来看，如果种植体周黏膜薄且有明显的系带附着，则有发生进行性软组织退缩的风险，应予以治疗。此外，由于缺乏紧密的软组织封闭，更加难以实现理想的菌斑控制。最终，这些可导致患者报告有刷牙不适。图10a～f所展示的病例，对于一处有系带附着、无角化黏膜且前庭浅

的区域，在SPT期间采用软组织移植从而改善菌斑控制。

天然牙的牙周袋深5mm伴探诊出血被定义为病理性表现，但如果是在种植体周，则不能这样断言。AAP/EFP研讨会提出，目前尚不能确定何为种植体周生理性袋深（Schwarz等，2018；Berglundh等，2018）。在支持治疗期间，很难明确地评价种植体周袋是不是过深并需要治疗。

最近的两项研究调查了种植体周袋深和出血之间的相关性。

Merli等（2017）分析了92颗种植体，发现有39%的位点有出血。袋深每增加1mm，比值比（OR）就增加1.81（95%CI，1.47～2.23；$P < 0.0001$）。作者的结论是，种植体周探诊出血的可能性与种植体周袋深呈正相关。

Farina等（2017）报告了类似的结论。他们研究了112名患者的1725个种植体周位点，以确定种植体周探诊出血的可能因素。研究结果表明，袋深每增加1mm，比值比（OR）增加1.6。种植体周袋越深，出血的可能性就越高，因此在支持治疗中临床医生应尽全力控制种植体周袋深，即使在没有任何生物学并发症迹象的情况下。

此外，在某些特定情况下，建议采用软组织手术来减少种植体周黏膜袖口的深度，尤其在合并出血时。图11a～f所示的64岁男性患者即为一例。

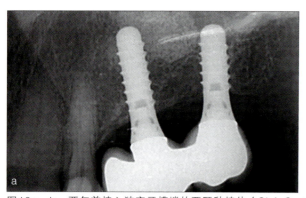
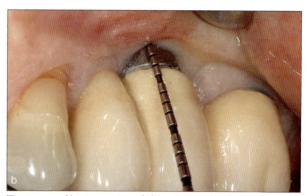

图10a，b 两年前植入狭窄牙槽嵴的两颗种植体（SLA S，直径4.1mm，长12mm；S，直径4.1mm，长10mm；Institut Straumann AG），其根尖放射线片和临床照片。其中上颌左侧第一磨牙位点颊侧下方有系带附丽。应进行治疗，以改善菌斑控制，并防止软组织退缩的进一步发展

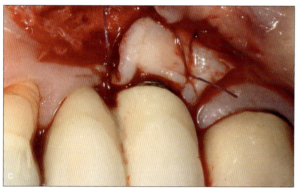
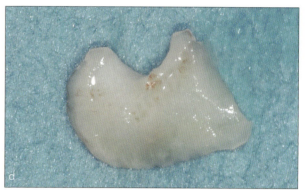

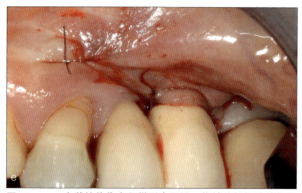
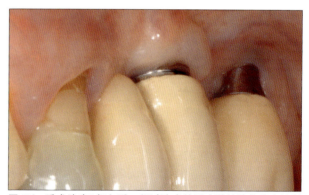

图10c～e 在种植体位点翻梯形半厚瓣。将结缔组织移植物置于受植区并固定，复位瓣完全覆盖住移植物，潜入式愈合以获得最佳的血供

图10f 手术治疗9年之后。经过治疗的近中种植体的菌斑控制得以改善。未进行进一步治疗的远中种植体，其软组织开裂加重了。手术创伤、前庭浅、缺少角化附着黏膜以及牙槽嵴顶水平的颊侧骨板较薄，均可能导致远中种植体软组织开裂/退缩

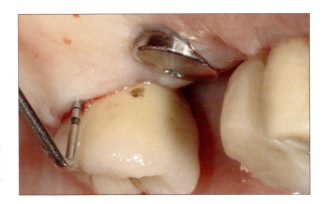

图11a　上颌左侧第二磨牙种植体，9年前植入，腭侧观。种植体周袋深13mm，探诊出血。上颌左侧第一磨牙种植体是最近植入的，尚未负荷。上颌左侧第二磨牙种植体的深袋应该在植入新种植体之前处理好，或者至少是同期处理

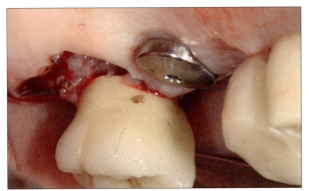

图11b　进行牙龈切除术，以去除过多的软组织

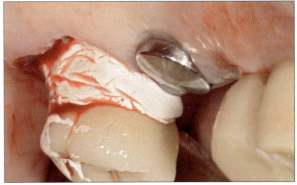

图11c　使用牙周塞治剂

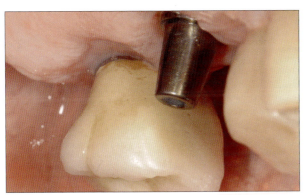

图11d　术后6周，早期愈合

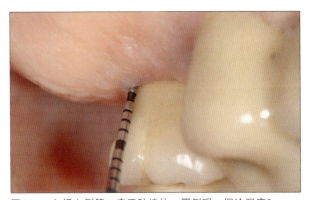

图11e　上颌左侧第二磨牙种植体，腭侧观。探诊深度3mm，无出血

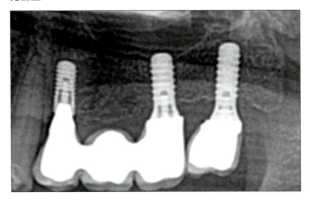

图11f　曲面体层放射线片。15年之后随访时，远中种植体保持着理想的种植体周骨水平

治疗种植体周炎的主要目标是：

- 种植体表面的去污染。
- 去除感染/炎症组织。
- 建立利于口腔卫生的软组织结构。

为此，通常需要翻起全厚瓣以去除因局部炎症导致的肉芽组织，并对种植体表面进行去污染。根据缺陷的形态，通常多采用重建手术（使用/不使用生物膜）。该方法可能的一个负面结果是造成种植体周软组织开裂（Heitz-Mayfield等，2018a；Roccuzzo等，2017a）。如果软组织开裂导致有美学影响，尤其是对于高美学期望的患者，则需要额外的干预（见第5.2章节，图3）。

为了减少手术次数，尤其是已经出现软组织开裂的情况下，种植体周炎的手术治疗可同时采用结缔组织移植（CTG）（Roccuzzo等，2016）。图12a～i展示了一个手术治疗种植体周炎造成的缺损同时应用CTG的病例。

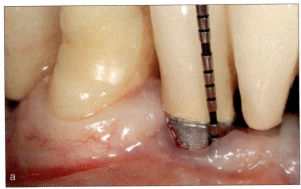
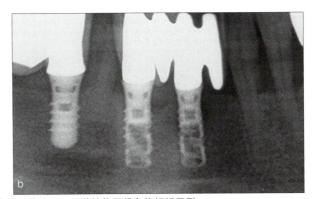

图12a，b　1994年11月植入的中空螺纹种植体的临床照片和根尖放射线片，可见种植体周袋和软组织开裂

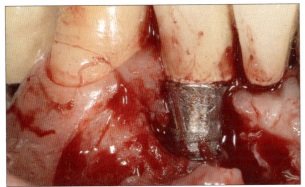

图12c　翻全厚瓣之后，使用钛刷和刮治器清除肉芽组织

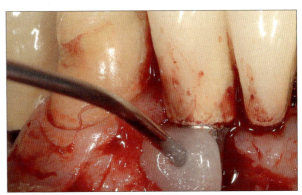

图12d　使用24% EDTA去污染2分钟

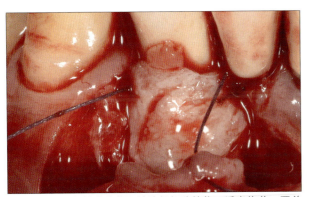

图12e　从上颌结节处获取结缔组织移植物，适当修剪，覆盖于缺损部位，缝合固定

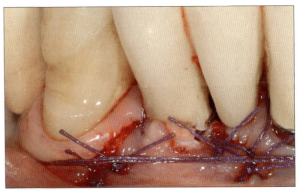

图12f　使用4-0薇乔缝线将瓣缝合固定，使其完全覆盖结缔组织移植物

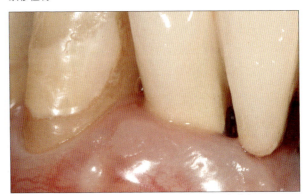

图12g　7年之后随访。无炎症表现，软组织退缩减少

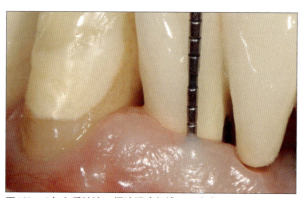

图12h 9年之后随访。探诊深度极浅，无出血

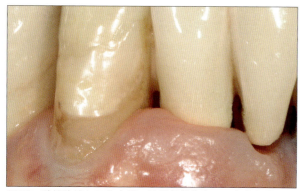

图12i 种植体植入25年之后。情况仍然稳定，无炎症表现

近来，种植体周角化组织宽度减少被认为是种植体周黏膜炎的严重风险指标（Grischke等，2019），即使患者的依从性良好且牙周健康。基于这一观察结果，对于种植体周黏膜炎伴角化组织不足者，适用软组织移植，以降低复发的风险。图13a～h展示了一个病例，治疗严重种植体周黏膜炎的同时，应用了游离龈移植（FGG）以改善种植体周软组织的质量并提高成功长期维护的可能性。

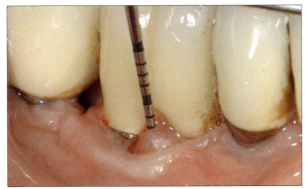

图13a　种植体周黏膜炎。该种植体在十多年前植入（SLA S，直径4.1mm，长8mm；Institut Straumann AG）

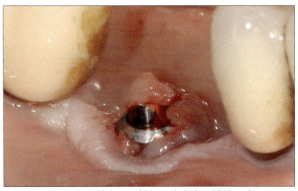

图13b　取下牙冠和基台，以提供通往炎症区域的入路

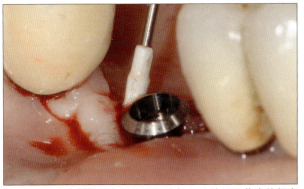

图13c　治疗包括使用钛刮治器和具有PTFE涂层工作尖的超声设备小心清创与细致清洁

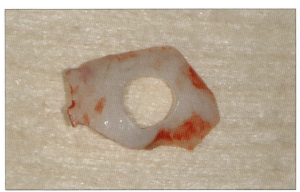

图13d　从腭部切取FGG，用直径4mm的活检环切刀做环形切口

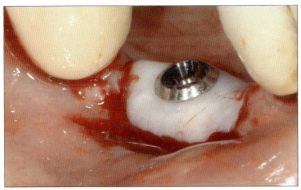

图13e　将FGG环绕种植体的光滑颈部精确就位

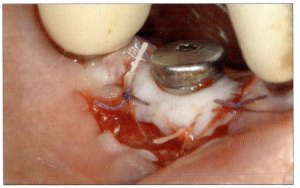

图13f　使用5-0薇乔缝线缝合固定移植物

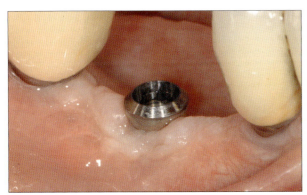

图13g　治疗之后6个月

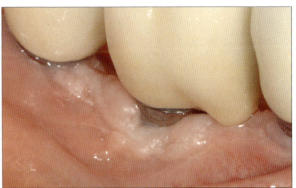

图13h　戴入新的螺钉固位全瓷冠

为实现长期的临床成功，医生应该关注的不止局限于种植体和修复体。

必须充分调动患者的积极性来严格进行牙周/种植体周支持治疗（SPT），并且应让患者理解支持治疗，即控制再感染，是巩固长期疗效的关键因素。尽管由于缺乏充分的科学证据，这一问题仍存在争议，但仍有足够的临床证据表明，充足的角化组织和前庭深度对于种植体周黏膜的健康具有正面影响。此外，在特定的临床情况下，种植体周软组织增量对于确保长期稳定性起到重要作用。只有当医生和患者都理解了个性化制订SPT方案（其中可能包括膜龈手术）的重要性，才能将生物学并发症的风险降到最低。

4 种植体植入后的软组织移植

M. Roccuzzo, A. Sculean

4.1　增加角化黏膜的宽度

M. Roccuzzo

关于角化黏膜（KM）对种植体长期成功的重要性的争论，始于20世纪90年代末。许多学术争论随之展开。例如在1999年的第三届欧洲牙周病学研讨会上（Lang等，1999），一个小组的结论是，在口腔卫生良好的情况下，黏膜的性质对于种植体的长期留存没有影响，因而临床医生无需考虑软组织移植。同一次研讨会上的另外一个小组发现，与从角化黏膜（KM）穿出的种植体相比较，不理想的口腔卫生状况导致从牙槽黏膜（AM）穿出的种植体发生更严重的组织损害；充足的角化黏膜则有利于口腔卫生；由此可以认为，在特定临床情况下，软组织增量是有益的（Lang等，1999）。应该注意的是，在当时大多数种植体都是光滑机械加工表面，可以最大限度地减少生物膜的积聚，这与现今普遍使用的微粗糙表面不同，尤其是在发生软组织退缩时。

9年后，第六届欧洲牙周病学研讨会达成共识，尽管尚缺科学证据，但应考虑在种植位点进行软组织增量以获得满意的美学效果。"需要进行研究以评估角化/不可动软组织在维持种植体周健康方面的价值和重要性"（Palmer和Cortellini，2008）。

2012年2月，第三届EAO共识研讨会发表结论，"尽管存在方法学的问题和研究的异质性，但40%~50%纳入的研究表明，缺少'足够'的角化组织与较高的菌斑指数和出血指数之间存在统计学上的显著相关。没有表现出此相关性的研究，其纳入的研究对象大多为口腔卫生维护良好的人群"（Sicilia和Botticelli，2012）。

在过去几年中，已经发表了几篇对于近期研究的荟萃分析，评估了在缺少角化黏膜（KM）的情况下，菌斑指数、改良牙龈指数、黏膜退缩和附着丧失等可能存在的统计学显著差异（Lin等，2013；Gobbato等，2013；Brito等，2014；Wu等，2015）。Lin等（2013）提出了这一问题来研究："种植体周存在一定宽度的角化黏膜（KM）是否有益于种植体周软硬组织的健康？"他们的评述纳入了11项研究并得出结论："根据现有证据，骨内种植体周缺少充足的角化黏膜（KM），与更多的菌斑积聚、组织炎症、黏膜退缩和附着丧失是相关的。"

Gobbato等（2013）通过分析8项研究来探讨角化黏膜的宽度（KMW）对种植体周健康和稳定性的临床指标的影响。作者的结论是："种植体周KMW减少与代表炎症和不良口腔卫生的临床指标相关，但基于选定的证据，KMW的预测价值有限。"

Brito等（2014）提出了如下研究问题："种植体周的角化黏膜（KM）对于维持良好的种植体周组织健康是否必需？"分析了7项研究后，他们得出结论，"足量角化组织的存在可能是必需的，结果显示它们与更好的种植体周组织健康相关。尚需进行进一步的随机对照研究来支持这一结论。"

这3篇系统性评述都是基于数篇共同的文献，并得出了相似的结论。另一方面，不久之后，Wu等（2015）研究了"在KMW和种植体周健康方面，用于种植体周角化黏膜（KM）增量的各种技术和生物材料的效果。"他们选择了上述3篇系统性评述均未纳入的6篇文献，得出了不同的结论："虽然所有被纳入的研究都报告了关于KMW的令人满意的结果，但由于缺乏设计良好的研究和适当的软组织研究方法，所以无法得出明确结论。"

因此，关于KMW和种植体周健康之间的关系的问题，仍然尚无定论。已经发表了许多系统性评述，每篇都对医疗专业人员感兴趣的特定主题给出了不同的解释，并影响着他们的临床决策。KM与种植体周健康之间可能的相关性这一问题也不例外。

为了解决这个问题，Moraschini等（2017）进行了一项研究，针对KM对维持种植体周组织健康重要性的系统性评述，评估其方法、质量和结论。本研究仅纳入关于KM对种植体周组织健康的影响的系统性评述（无论有无荟萃分析）。作者提出，为提高研究的准确度并降低偏倚，对纳入的4项研究进行质量分析，使用了两种分析工具：AMSTAR（Shea等，2007）和Glenny等（2003）提出的评价表。所有的系统性评述均报告说，KMW≥2mm与种植体周健康存在正相关。但是，

因为没有任何一项系统评价在两种质量分析中达到最高分，所以作者得出结论："种植体长期留存率和成功率的相关数据依然不足。尚需进行前瞻性研究以评估KM对于种植体的长期维护的重要性。"

值得注意的是，质量分析中打负分的部分原因是作者没有搜索未发表的文献、只纳入了英语文献，以及异质性评估不全面。实际上，这些因素对于该问题的整体分析并不太重要。此外另一个值得注意的是，绝大多数的研究均纳入了口腔卫生维护良好的人群，但高达60%的患者或者不定期复诊（少于每年2次），或者支持治疗的依从性差，这些患者中大约1/5发生了种植体周炎（Zeza等，2017；Monje和Blasi，2019）。

在一项包括60名患者的横断面研究中，Ueno等（2016）研究了KMW是否与种植体周组织以及对侧牙齿的健康状况相关。前磨牙或磨牙区的种植体，KMW<2mm者，相比于KMW≥2mm者，袋深、菌斑积聚和BOP都明显更严重。此外，与对侧天然牙相比，种植位点BOP的发生率更高。KM不足妨碍了种植位点合适的口腔卫生清洁入路，导致黏膜炎症增多。研究表明，与对侧天然牙相比，种植位点的菌斑积聚会引发更严重的炎症反应。

最近，人们发现缺少KM和刷牙时的不适呈正相关，这可能会影响患者进行良好菌斑控制的意愿和能力（Roccuzzo等，2016；Souza等，2016；Perussolo等，2018；Monje和Blasi，2019）。这个问题非常重要，因为有证据表明，相比于天然牙周围，种植体周菌斑积聚会导致更严重的炎症浸润，其特点是大量的淋巴细胞和浆细胞的存在（Berglundh等，2011）。

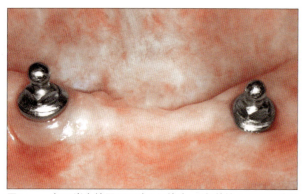

图1a　一名76岁女性于2002年5月就诊，4年前植入了两颗种植体支持下颌覆盖义齿。她表述刷左侧种植体周时感到不适。由于这颗种植体颊侧缺少角化黏膜（KM），因此向患者及其直系家属建议行游离龈移植术以建立良好的菌斑控制，并介绍了手术的风险和益处。但尽管是一微创治疗，患者还是以"高龄"为由拒绝了进一步治疗

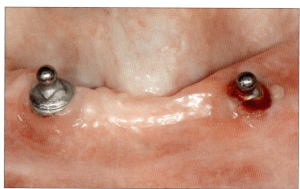

图1b　2007年1月，患者因左侧种植体颊侧肿胀疼痛、进食困难而复诊。临床检查证实，该处无法做到良好的菌斑控制。如果接受了早先提议的治疗，可能就不会出现这种情况

相比之下，最近一项随访时间6个月的研究未能支持种植体周角化黏膜（KM）缺如与刷牙不适之间的相关性（Bonino等，2018）。结果的不一致可能是由于患者的疼痛阈值、刷牙技能、黏膜厚度和前庭深度的不同而造成。

事实上，在24名口腔卫生保持良好、BOP低的患者中，刷牙不适感以及大多数临床指标无差异。但是，在有角化黏膜（KM）存在的种植体，患者报告对美学效果更满意。作者的结论是，为了提高患者的美学满意度，建议在种植体周建立一条角化黏膜带。此外，他们承认有必要进行更长期的随访研究，以确认对于更长观察期，其研究结论是否仍然与这6个月的结论一致。

图1a，b展示了与角化黏膜（KM）缺如相关的刷牙不适病例。

通常认为，角化黏膜（KM）起到的保护作用在口腔的所有区域都是类似的。这一认知是基于认为口内区域之间没有差别，比如下颌前部和上颌后部。但实际上，每项研究都只展示了该研究所针对的特定状况或特定位点的信息。

例如，Boynueğri等（2013）选择的都是下骨颏孔间植入的种植体。所有的种植体的长度和直径均一致。为了避免余留牙的菌群可能对种植体造成的影响，所有纳入研究的患者均为全口无牙颌两年以上。

相反，Roccuzzo等（2016）仅纳入了下颌后部最远中为种植体的患者，这些种植体支持单冠或固定修复体。种植体可以位于磨牙或前磨牙位点，但远中均无天然牙，也没有远中悬臂。因此，哪些标准更能代表一般人群，这个问题仍然没有确定的答案。

基于Thoma等（2018a）的系统性评述，骨再生基金会第二次共识会议的结论是，临床医生可以考虑使用自体软组织移植以改善软组织不足的种植位点，促进种植体周软组织健康和保持边缘骨高度。当存在>2mm的角化组织时，可以做到更好的菌斑控制。需要在种植体周增加角化组织区时，临床医生应考虑进行游离龈移植（Giannobile等，2018）。

最近，Grischke等（2019）对52名患者的231颗种植体进行了横断面研究，发现种植体周KMW减少是种植体周黏膜炎严重程度的一项风险指标。研究结果的总体趋势表明，充足的KMW可以降低种植体周炎的风险及严重程度。

相反，Lim等（2019）在一项为期5年的回顾性分析中，研究了角化黏膜（KM）对种植体周健康或种植体周组织疾病的影响，并尝试确定维持种植体周健康的KMW阈值。

该研究设计为基于两项前瞻性研究的非干预性5年随访临床试验。对总数据集进行二次抽样，每名患者随机选取一颗种植体。采集87名患者的基线（戴牙时）和5年后的数据。根据种植体周组织疾病的不同定义，种植体周炎的患病率在9.2%～24.1%之间。但无论何种定义，种植体周黏膜炎的患病率均类似。颊侧KMW和其他指标（MB变化，以及5年后的BOP、PD和PI）之间的相关程度可以忽略不计，没有统计学意义。此外，未发现这些指标以任何形式与颊侧KMW产生关联。也未能找到与种植体周健康相关的颊侧正中KMW阈值。

该研究未能发现强有力明确证据的一个可能解释是，种植体周黏膜炎的定义既包括种植体单个位点探诊点状出血而其余位点黏膜则紧致、健康，也包括种植体在探诊出血阳性的同时软组织严重水肿、肿胀和溃疡。尽管这两种情况的临床表现差异很大，但统计学上的差异却并不容易发现。另一个局限性是，对所有纳入的患者进行的严格的维护治疗会影响到结果，该研究为所有的患者均提供了个性化制订的维护计划和随访。此外，由于缺少PROMS，无法评估KM宽度对口腔卫生的影响。

Monje和Blasi（2018）以及Romanos等（2015）最近讨论了维护治疗计划（依从者和非依从者）、KMW和用于评估种植体周健康的临床指标之间的关系。在后一项研究中，非依从患者中KMW<2mm者，牙龈出血指数和PI更高（Romanos等，2015）。

在Lim等的研究中，无法确定一个KMW的阈值；不同的研究人员采用不同的阈值来定义何为充足的KMW。尽管如此，软组织封闭作为种植体颈部的袖口，它的存在与否仍然至关重要（从临床角度来看）。

在这方面，可以认为，角化组织缺如和尚存在一窄条（0～2mm）角化组织是两种不同的临床情况，尽管在一些研究中它们都被纳入同一个统计组。

在获得强有力的证据之前，临床医生应牢记，当种植患者出现以下一种或多种情况时，应考虑采用软组织移植以增加KMW：

- 清洁口腔卫生时疼痛（图2a～e）。
- 骨移植或引导骨再生造成的黏膜"紧绷"（图3a～m）。
- 菌斑控制欠佳，但可以通过调整形态来改善（图4a～g）。
- 进行性种植体周软组织退缩（图5a～g）。
- 前庭浅，特别是在下颌后部（图6a～f）。

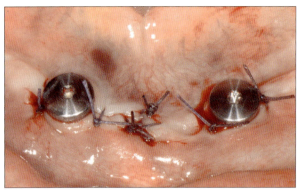

图2a 一名66岁的患者，非潜入式植入两颗种植体以支持覆盖义齿

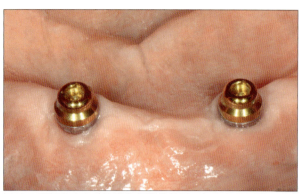

图2b 指导患者充分清洁每颗种植体周。但患者表示刷牙时感觉不适，尤其是右侧

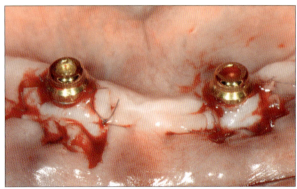

图2c 口腔清洁过程中的疼痛造成了患者菌斑控制不理想。因此，建议患者为这两颗种植体进行游离龈移植（FGG）

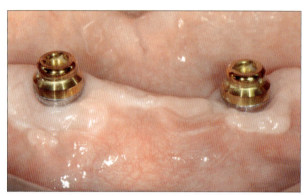

图2d FGG术后4个月，患者反馈说他菌斑控制的能力有了很大提高，且无任何不适感

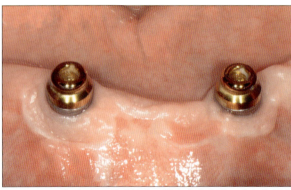

图2e FGG术后2年。黏膜健康，没有炎症表现，菌斑控制非常良好。虽然在两个自固位附着体的内侧仍可见少量菌斑

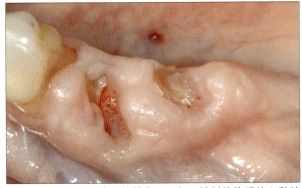

图3a 两个无保留价值的前磨牙牙根。计划拔除后植入种植体。采用Ⅰ型手术程序

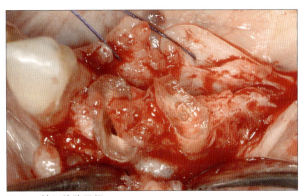

图3b 精细拔除牙根

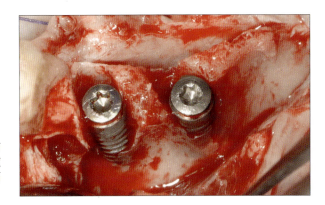

图3c 在下颌左侧第一前磨牙和第二前磨牙位点潜入式植入两颗种植体（BLT, NC SLActive Roxolid, 直径3.3mm, 长度12mm; Institut Straumann AG, Basel, Switzerland）。这两颗种植体将用来支持有远中悬臂的螺钉固位三单位固定桥

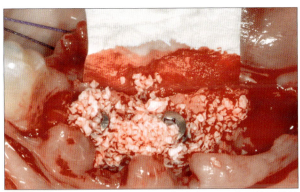

图3d 使用自体骨和去蛋白牛骨矿物质（DBBM）颗粒覆盖暴露的种植体表面

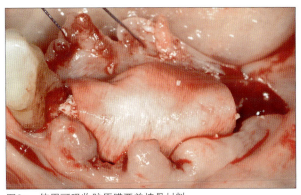

图3e 使用可吸收胶原膜覆盖植骨材料

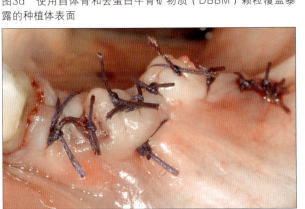

图3f 使用可吸收缝线无张力关闭创口。为此，需要对软组织瓣进行减张和拉伸，导致黏膜变薄

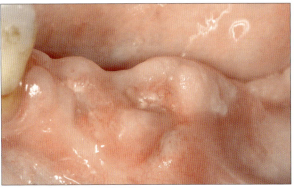

图3g 愈合4周之后，正面观

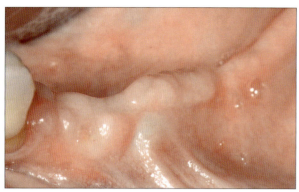

图3h　愈合4个月之后，正面观。牙槽嵴顶形态不规则，在拉伸的牙槽黏膜下方有一个灰色区域

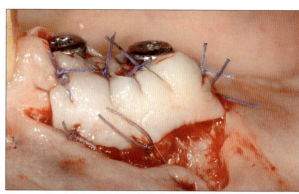

图3i　二期手术时，将仅剩的角化组织向舌侧移位，取游离龈移植物缝合于颊侧半厚瓣上

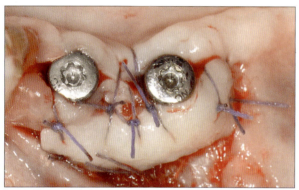

图3j　缝合于两个愈合帽颊侧的FGG，殆面观

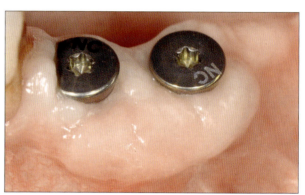

图3k　软组织轮廓唇面观，FGG后2个月

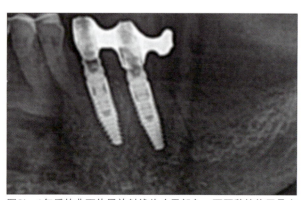

图3l　1年后的曲面体层放射线片（局部）。两颗种植体周骨水平均保持稳定

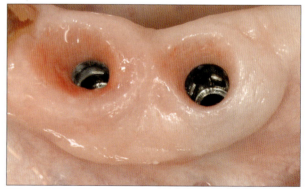

图3m　种植体植入18个月之后，健康的软组织外形轮廓，殆面观。患者转诊至口腔修复医生处，取终印模

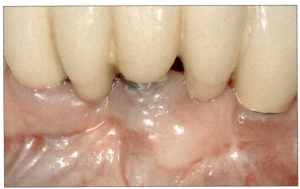

图4a 2014年5月，在一次SPT中发现患者有菌斑积聚，尤其是下颌右侧中切牙种植体周（种植体植入3年）。对患者进行了口腔卫生宣教和再次指导，并进行了龈上洁治

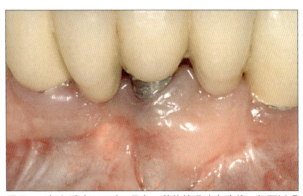

图4b 1年之后（2015年5月），整体情况略有改善，但可以观察到软组织退缩加重

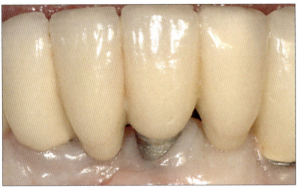

图4c 2017年11月，患者的菌斑控制仍不理想。建议患者在种植体处行游离龈移植术（FGG）以改善口腔卫生

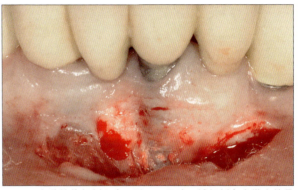

图4d 在种植体颊侧翻半厚瓣。可见该区域颊侧存在微小的骨开裂

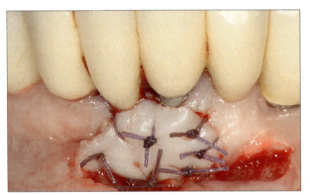

图4e 使用可吸收薇乔缝线缝合固定FGG

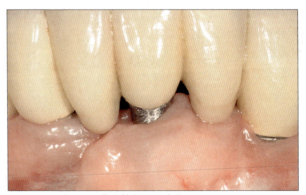

图4f 2019年7月，菌斑控制得以改善

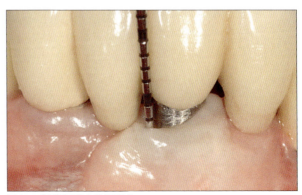

图4g 探诊深度小且无出血

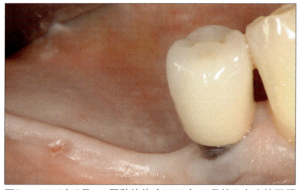

图5a 2015年5月，1颗种植体（2006年11月植入）支持下颌右侧第一前磨牙单冠。患者因牙周病失去了1颗前磨牙，目前种植体远中没有牙齿

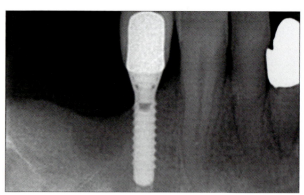

图5b 根尖放射线片。可见种植体（S，SLA，直径3.3mm，长度10mm；Institut Straumann AG）远中的骨吸收

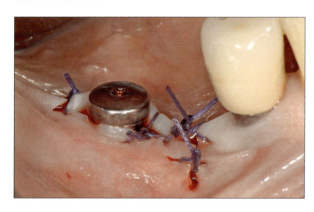

图5c 下颌右侧第一磨牙位点非潜入式植入1颗种植体（SP，RNI SLActive，直径3.3mm，长度10mm，Institut Straumann AG）。它将成为三单位固定桥的远中支撑，不涉及近中种植体周黏膜

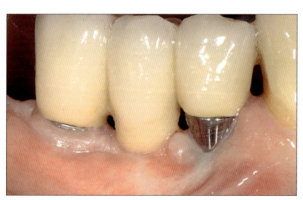

图5d 2016年6月，在一次支持性牙周治疗中，发现菌斑控制不佳。此外，近中种植体周与颊系带相连处的软组织退缩愈发严重。由于种植体的粗糙表面已几乎暴露可见，建议患者进行游离龈移植（FGG），患者接受治疗

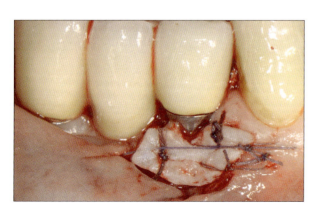

图5e 翻半厚瓣，从上颌结节处取FGG，缝合固定

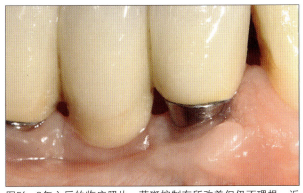

图5f　3年之后的临床照片。菌斑控制有所改善但仍不理想。近中种植体颈部周围可见厚实的角化黏膜袖口

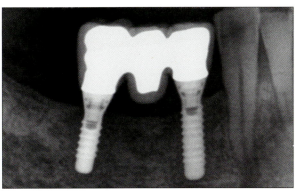

图5g　根尖放射线片示牙槽嵴顶骨水平稳定。即使是12年前植入的近中种植体的远中侧骨水平也保持稳定

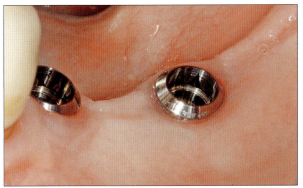

图6a　2010年2月，在下颌后部植入了两颗软组织水平种植体。该区域无角化黏膜，口腔前庭非常浅

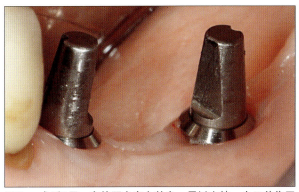

图6b　术后8周，安放两个实心基台，用以支持一个三单位固定桥

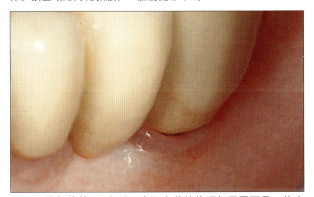

图6c　修复体粘固1年后，在远中种植体颈部周围可见一处小范围的炎症区域。决定对此进行干预，加深前庭并进行FGG

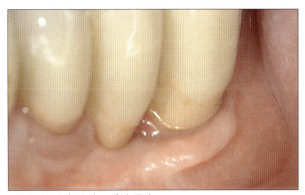

图6d　FGG术后5年，临床照片

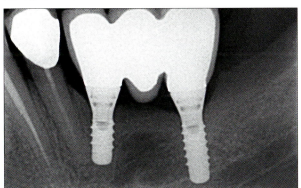

图6e　术后7年，根尖放射线片

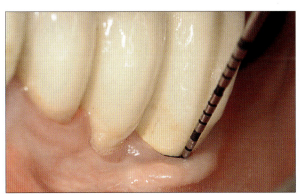

图6f　术后9年，临床照片。软组织轮廓稳定，探诊深度很浅，无炎症表现，无软组织退缩

总之，虽然对于KM在防止种植体周生物学并发症方面的作用尚无明确共识，但上述引用的文献可为临床决策过程提供初步指南。实际上，KM为种植体周封闭提供了更大的抵抗意外伤害的能力，有助于保持黏膜边缘的稳定。除了潜在的美学优势之外，如果患者有软组织退缩的表现或难以维持良好的菌斑控制，也应考虑进行软组织移植。对于不规律复诊、依从性差的患者来说更应如此，因为截至目前，大多数患者都未能长期、规律地进行支持性维护治疗。在治疗过程中的多个阶段都可以使用游离龈移植（FGG）进行可靠的软组织增量。某些情况下，甚至在种植体植入多年之后才需要进行。

如果考虑进行软组织增量，医生应告知患者，并与患者合理讨论潜在并发症，包括术后的不适。

必须提到的是，当FGG直接覆盖于骨上，将会延迟愈合。将FGG置于骨膜上有利于移植物更好地初始适应和血管化（Dordick等，1976）、愈合更快，正如上述临床病例所示。此外，上颌结节区域的软组织通常比硬腭处要厚很多，可以获取厚且足够大的移植物，同时患者的不适感较轻（Sanz-Martin等，2019；Tavelli等，2019）。

最后，应该考虑到，以上这些结论是基于所收集研究结果的解释，而这些研究在治疗的患者类型、分析的解剖区域和应用的外科技术方面都存在显著的异质性。因此，临床医生应具备相关知识，遵循常识，审慎决策。

4.2 软组织替代材料

A. Sculean

使用自体软组织移植物［游离龈移植物（FGG）或结缔组织移植物（CTG）］在增加种植体周角化附着黏膜（KAM）宽度方面，已被证实是一种可预期的治疗方式（见第4.1章节）。

一种常用的术式是前庭成形术（VP），将软组织根向复位，旨在增加附着/角化黏膜的宽度。

一项随机对照临床研究共纳入64名患者，每名患者均有一颗种植体的角化黏膜宽度小于1.5mm且出现种植体周黏膜炎表现（Başeğmez等，2012）。对其中32颗种植体进行了游离龈移植术（FGG组），另外32颗只进行了前庭成形术（VP组）。

与仅进行前庭成形术（VP）相比，使用FGG获得的角化黏膜宽度的增加在统计学上和临床上都显著优于VP组（FGG组2.36mm，VP组1.15mm）。此外，使用FGG比单独使用VP的术后复发率更低（FGG组2.00mm，VP组3.06mm）。这表明，与单独的前庭成形术相比，使用FGG是一种更为可靠的增加种植体周角化附着黏膜（KAM）宽度的方法（Başeğmez等，2012）。

然而，尽管使用自体软组织移植物可以获得正面效果，但其应用也伴随着患者的不适和疼痛增加，因为需要额外的手术位点作为供区获取组织，同时还有潜在的术后并发症，诸如供区和受区位点的出血、麻木或组织坏死（Chackartchi等，2019）。

为了尽量克服这些缺点，近几十年来，人们一直在努力开发软组织替代（移植）材料，使用这些材料可以获得与自体软组织移植物相当的临床效果。

这些软组织替代材料通常是同种异体的（人类来源）或异种的（动物来源）。

同种异体脱细胞真皮移植物

有充分文献证据的一种软组织替代移植物是同种异体脱细胞真皮基质（ADM）。一些组织学和临床研究已经评估了ADM在多种临床适应证下的应用，包括对于天然牙软组织退缩的根面覆盖和种植体的KAM宽度增加。当ADM与根向复位瓣联合使用时，移植物显示出优异的生物相容性，在手术后前2周就有新血管和成纤维细胞充分长入。第6周开始上皮化，第10周时可观察到完全愈合。术后6个月，新形成的组织具有"瘢痕样"致密结缔组织外观（Wei等，2002）。但是，结果也表明，ADM不能影响/引导覆盖上皮的分化。

在一个病例系列中，Park（2006）评估了使用ADM增加种植体周角化黏膜宽度所获得的临床结果。共有10名KAM宽度不足（2mm或更少）的患者接受了ADM治疗。治疗后3个月和6个月的结果显示，种植体周角化黏膜的平均宽度从基线的（0.8±0.6）mm，增加到3个月时的（3.2±0.9）mm，6个月时则为（2.2±0.6）mm。这表明ADM是适合用于增加种植体周角化黏膜宽度的移植材料。

在后来的一项研究中（Başeğmez等，2013），对分别使用ADM和FGG增加种植体周KAM的宽度进行了比较。在二期手术时实施治疗，即种植体负荷之前。纳入研究的患者中，有18名患者在下颌中切牙区域植入36颗种植体并使用ADM治疗，而另外18名患者的36颗种植位点采取FGG治疗。术后6个月，与使用ADM相比，使用FGG获得了显著更多的附着黏膜宽度（FGG组为2.57mm，ADM组为1.58mm）。值得注意的是，与FGG相比，ADM表现出显著更高的收缩量（ADM组为2.68mm，FGG组为1.73mm）。结果表明，虽然ADM可以在一定程度上增加种植体周角化黏膜的宽度，但使用FGG则可获得更加可预期的效果（Başeğmez等，2013）。

异种软组织替代移植物

在过去的几十年里，多种异种软组织替代材料（大部分是猪源性的）被应用于各种临床适应证，比如天然牙软组织退缩的根面覆盖，或者角化/附着龈/黏膜的增量。来自动物实验和人体病例报告的组织学研究结果都表明，异种材料移植后，血管和结缔组织均正常长入，没有任何不良反应（Vignoletti等，2014）。

Lorenzo等（2012）比较了猪源性异种胶原蛋白基质和腭部结缔组织移植物用于负荷种植体周

KAM增量的效果。移植术后6个月，CTG治疗的位点KAM的平均宽度为（2.75±1.5）mm，胶原蛋白基质治疗者为（2.8±0.4）mm，两组间无显著统计学差异。结果还显示，两组的美学效果相似，前庭深度显著增加。与自体软组织移植相比，接受胶原蛋白基质治疗的患者术后的疼痛和不适较少，不过这些差异不具统计学意义。

Cairo等（2017）最近也报告了KAM增量方面的类似结果。共60名患者的60颗种植体在二期手术中使用胶原蛋白基质或CTG进行治疗。结果表明，通过这两种方法获得的KAM增量是类似的，其效果没有显著统计学差异。与使用CTG相比，使用胶原蛋白基质可以显著减少手术时间、减轻术后疼痛和提高患者满意度。但是，在增加种植体周颊侧的软组织方面，CTG比胶原蛋白基质更有效。

在一项前瞻性对照临床研究中，Schmitt等（2016）比较了使用猪源性胶原蛋白基质和游离龈移植物进行前庭成形术的长期效果。共有48名患者接受了种植治疗，患者或是牙列缺失的萎缩颌骨，或是下颌牙列缺损。在二期手术暴露种植体之前，先行前庭成形术，使用取自腭部的FGG或者胶原蛋白基质。对这些患者进行术后长达5年的随访。两组患者KAM宽度增加的结果是类似的，FGG组为（13.06±2.26）mm，胶原蛋白基质组为（12.96±2.86）mm。6个月后，FGG组的角化黏膜宽度下降到原来的（67.08±13.85）%，胶原蛋白基质组下降到原来的（58.88±14.62）%，两组间没有显著统计学差异。然而，在术后5年时，两组的角化黏膜宽度的减少总量出现显著差异，FGG组为40.65%，胶原蛋白基质组为52.89%。这表明FGG的长期稳定性更好。研究结果表明，FGG和胶原蛋白基质都适合用于种植体周KAM增量，具有长期的稳定性。

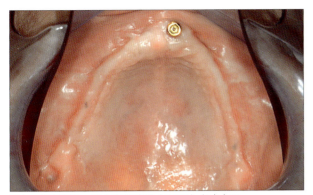

图1 术前情况。角化附着黏膜（KAM）宽度有限

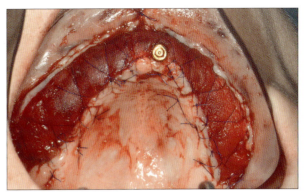

图2 术中情况。猪源性脱细胞真皮基质（Mucoderm, Botiss, Berlin, Germany）置于术区，与腭侧和颊侧的原有角化组织直接接触，缝合固定

　　然而，与FGG相比，胶原蛋白基质的美学效果更好，手术时间更短，患者接受度更高。

　　在最近的一项前瞻性病例系列中，Papi和Pompa（2018）评估了在改善种植体周KAM方面猪源性脱细胞真皮基质的应用。12名患者在上颌前磨牙区植入了种植体。8周后，在二期手术时使用胶原蛋白基质。1年后，平均KAM宽度为（5.67±2.12）mm，表明使用胶原蛋白基质是增加种植体周KAM宽度的一种有效方式。

　　在一个临床前实验模型中，Thoma等（2020）比较了FGG、胶原蛋白基质和单独使用根向复位瓣对于种植体周KAM再生的效果。结果显示，使用FGG治疗，KAM再生的倾向较高，尽管与其他几种治疗方法相比并没有显著统计学差异。值得注意的是，研究结果还表明，如果治疗前有一窄条角化组织存在的话，有利于最终KAM的增量。

　　这些来自动物研究的发现与一项临床研究的结果一致。这项研究评估了在全口无牙颌患者种植体植入之前，单独使用根向复位瓣（APF）、APF联合使用胶原蛋白基质和APF联合使用FGG的有效性和可预期性（Thoma等，2018b）。结果显示，在治疗后3个月，3种方法都获得了不同程度的KAM增量［APF组为（1.93±1.6）mm，胶原蛋白基质组为（4.63±1.25）mm，FGG组为（3.64±2.01）mm］。组织学分析表明，所有治疗组都有规则的黏骨膜结构和厚度相似的角化上皮。研究结果提供的临床和组织学证据表明，使用异种软组织替代移植物联合APF，对于缺牙位点植入的种植体获得KAM，是一种有价值的治疗选择。

结论

　　现有证据表明，在某些情况下（存在较窄的KAM），软组织替代材料是增加种植体周KAM的一个切实的选择（图1~图4和图5~图8）。

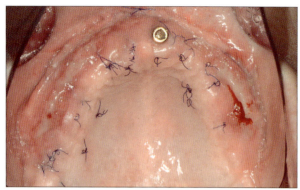

图3　植入基质后2周。愈合无异常。移植区域早期血管化

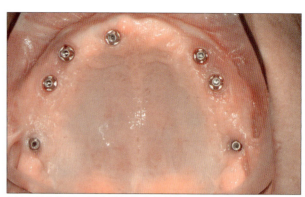

图4　最终效果。所有种植位点都获得了KAM大幅增加

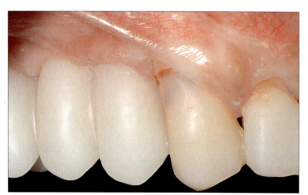

图5　术前情况。KAM窄，并有系带附着

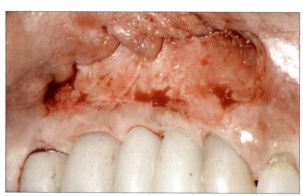

图6　保留这一窄条KAM，在其下方预备半厚瓣

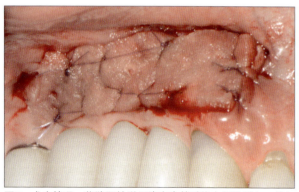

图7　术中情况。将猪源性脱细胞真皮基质缝合于骨膜上，并与剩余KAM直接接触

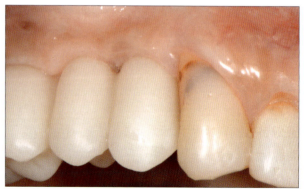

图8　治疗后6个月。可以看到KAM大幅增加。随后将进行最终修复

　　图1～图4展示了使用猪源性脱细胞真皮基质来增加种植体周的角化附着黏膜（KAM）（图1）。翻半厚瓣，将猪源性脱细胞真皮基质（Mucoderm，Botiss，Berlin，Germany）置于骨膜上，并与腭部和前庭的角化组织直接接触（图2）。基质植入后2周的早期愈合，显示临床愈合过程无并发症，新生血管长入（图3）。结果表明，在所有的种植位点KAM均有大幅增加。

致谢

手术程序，图1～图4

Dr Bálint Molnár-Semmelweis University Budapest. Hungary

5 种植体周软组织开裂

M. Roccuzzo, A. Sculean

5.1 种植体周软组织开裂覆盖术的适应证

M. Roccuzzo

牙种植学领域已有大量出版物报告了较高的长期种植体留存率（Adell等，1990；Lindquist等，1996；Wennström等，2005；Buser等，2012；Dierens等，2012；Chappuis等，2013；Quirynen等，2014；Roccuzzo等，2014a）。然而，种植体的留存并不一定意味着成功的美学和功能重建（Zucchelli等，2013b；Roccuzzo等，2014b）。在上颌前部或其他美学区域，种植体周软组织在外观上应与相邻的牙龈组织相似，以达到美学上可接受的效果。与天然牙的冠修复体相比，种植体支持的修复体更加难以实现这一目标。此外，天然牙周围的软组织退缩通常不会造成美学问题，直至它过于明显。但种植体周的软组织退缩，即使仅仅1mm或者更少，也会造成难以接受的外观（Zucchelli等，2018a）（图1）。

外观自然的种植体，往往其周围的软组织与邻近的天然牙相协调，包括（图2和图3a～c）：

- 完整的牙间乳头。
- 颊侧软组织的凸起外形轮廓。
- 弧线形龈缘。
- 无黏膜色素沉着。

种植体/基台的暴露、龈缘错位，或者种植体/基台从软组织透出灰色，都会造成不理想的外观。在某些情况下，口腔清洁技术不当也可能是因素之一，如图4a～e所示。

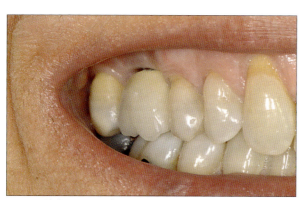

图1 虽然尖牙天然牙有着明显的软组织退缩、第二前磨牙也有楔状缺损伴软组织退缩，但患者的主诉是上颌右侧第一磨牙种植体颊侧小的软组织开裂，在微笑时能看到这一裂隙

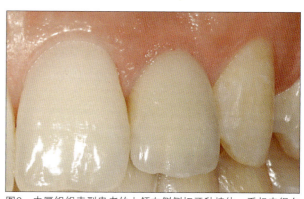

图2 中厚组织表型患者的上颌左侧侧切牙种植体，看起来很自然。种植体周软组织开裂的长期风险很低

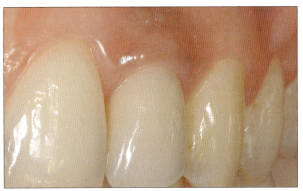

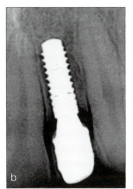

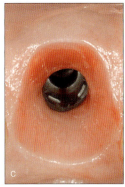

图3a　上颌左侧侧切牙种植体支持式修复体。患者年轻，吸烟，薄组织表型，相邻的中切牙有牙龈退缩。种植体周软组织开裂的远期风险较高

图3b，c　为了降低后期软组织开裂的风险，选择了直径较小的种植体。优化了手术和修复程序，以获得围绕种植体颈部的厚实、坚韧、健康的软组织。取终印模之前对其进行成形

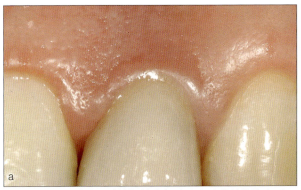

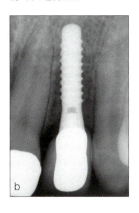

图4a，b　戴入全瓷冠时的颊侧观（a）和根尖放射线片（b）

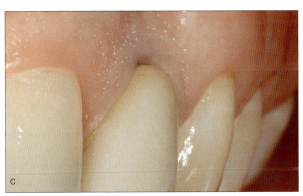

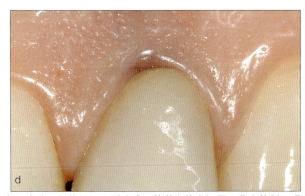

图4c，d　5年复查时的侧面观和正面观。虽然近中龈乳头的外观有所改善，但软组织开裂造成了美学上的小问题。菌斑控制不理想。当时未考虑采用手术方法进行覆盖，而是给予患者反复的口腔卫生宣教和适当的清洁方法指导

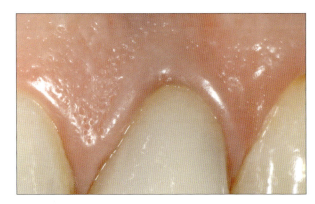

图4e　15年之后随访时，可见非常理想的种植体周软组织外形轮廓。患者定期接受牙周支持治疗，在需要的位置进行龈上洁治

表1　种植体周软组织开裂/缺陷（PSTD）的分类和推荐的手术治疗（Zucchelli等，2019）

分类	种植体周软组织开裂/缺陷的特征	推荐的手术治疗方法
I	软组织边缘与同名天然牙龈缘的理想位置位于同一水平，基台/种植体的颜色仅能透过黏膜看到，和/或角化组织/软组织厚度不足	I a：CAF或隧道术+CTG（或其他移植替代物） I b：修复–外科联合方法
II	软组织边缘与同名天然牙龈缘的理想位置相比更靠近根方。在软组织边缘水平上将相邻的牙齿唇侧外形高点连一条假想曲线，种植体支持式牙冠的唇侧外形高点位于线内侧（更偏腭侧）	II a：不需要取下牙冠，CAF+CTG II b：修复–外科联合方法 II c：软组织增量，潜入式愈合
III	软组织边缘与同名天然牙龈缘的理想位置相比更靠近根方。在软组织边缘水平上将相邻的牙齿唇侧外形高点连一条假想曲线，种植体支持式牙冠唇侧外形高点位于线外侧（更偏颊侧）。在软组织边缘水平上将相邻的牙齿唇侧外形高点连一条假想直线，种植体头部（取下牙冠以评估）位于线内侧（更偏腭侧）	III a：去除牙冠，CAF+CTG III b：修复–外科联合方法 III c：软组织增量，潜入式愈合
IV	软组织边缘与同名天然牙龈缘的理想位置相比更靠近根方。在软组织边缘水平上将相邻的牙齿唇侧外形高点连一条假想曲线，种植体支持式牙冠唇侧外形高点位于线外侧（更偏颊侧）。在软组织边缘水平上将相邻的牙齿唇侧外形高点连一条假想直线，种植体头部（取下牙冠以评估）位于线外侧（更偏颊侧）	IV a：修复–外科联合方法 IV b：软组织增量，潜入式愈合 IV c：取出种植体
亚类		
a	相对于种植体支持式冠修复体软组织边缘的理想位置，两个龈乳头的高点位于其冠方≥3mm	
b	相对于种植体支持式冠修复体软组织边缘的理想位置，至少一个龈乳头的高点位于其冠方≥1mm但<3mm	
c*	相对于种植体支持式冠修复体软组织边缘的理想位置，至少有一个龈乳头冠方高度<1mm	

*不适用于 I 类PSTD

应该重视天然牙和种植体周发生的软组织退缩之间有所不同。

对于天然牙来说，牙龈退缩的定义与釉牙骨质界（CEJ）的存在相关，软组织退缩定义为牙龈缘向CEJ根方移位。

在种植体周，没有像天然牙CEJ那样的固定参考点，进行标准化的测量更加困难。因此，对于种植体周软组织退缩并没有一致的定义。

2018年，世界牙周病和种植体周病分类研讨会通过了对天然牙软组织退缩的新分类（Cortellini和Bissada，2018）。然而，虽然Zucchelli等（2019）最近提出了对种植体周黏膜退缩的分类的建议，但未能达成共识。他们认为，这些复杂的症状既可以表现为黏膜退缩（种植体周黏膜缘根向移位），也可以表现为黏膜透灰，或者表现为种植体支持式牙冠长度的不协调（与同名天然牙相比较），因此使用"种植体周软组织开裂/缺陷（PSTD）"这一术语可能是最合适的（表1）。

根据种植体支持式牙冠的黏膜缘的位置（与同名天然牙相比）和种植体肩台的颊舌向位置，划分了4类PSTD。每一类又根据解剖学上的龈乳头的高度进一步细分。

这种分类的局限性之一，是其基于同名天然牙是完好的且居于适当的解剖位置这样一个假设。第二个局限性是，它只包括相邻天然牙之间的单颗种植体周组织缺陷的问题。因此，由于种植体植入位置过于偏冠方（过浅）造成的PSTD，如图5a，b所示的病例，就不包括在这个分类中。

这种分类法的第三个局限性是，尽管它意在帮助临床医生选择特定的手术方法以矫正组织缺陷，但它4个分类中都建议使用"修复–外科联合方法"，这使医生很难仅根据这个分类方法做出临床决策。

表2　引起种植体周软组织开裂的因素

颊侧骨开裂/骨开窗
植入位置偏颊侧
大直径种植体/基台
薄龈表型
龈乳头高度不足
缺乏角化组织
系带附着过高或肌肉牵拉
复发性炎症
口腔卫生清洁不佳
吸烟

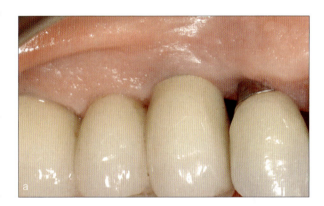

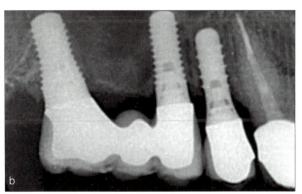

图5a，b　上颌右侧第一前磨牙位点常规颈部种植体周的软组织开裂（a）。根尖放射线片示种植体植入位置过于靠近冠方（过浅），比相邻的上颌右侧第二前磨牙种植体要浅2mm（b）

在尝试治疗种植体周软组织退缩之前，必须对软组织退缩发生的原因和时间进行全面的分析评估。表2列举了引起种植体周软组织开裂的主要因素。

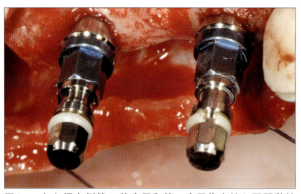

图6a 在上颌右侧第一前磨牙和第一磨牙位点植入两颗种植体（SP Regular Neck，Institut Straumann AG，Basel，Switzerland）

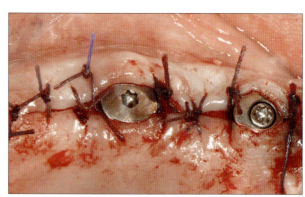

图6b 非潜入式关闭创口，殆面观

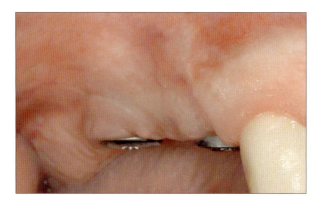

图6c 术后3个月，侧面观

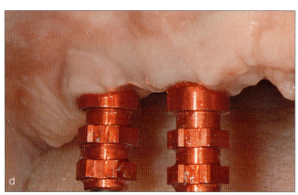

图6d，e 取印模和戴入最终全瓷桥时，颊侧观，可见黏膜缘处于恰当的水平。膜龈联合线没有移位

无论是植入位置适当（图6），还是因术前计划失误或缺乏手术经验而植入位置不当，都有可能发生种植体周软组织退缩。即使存在完整但较薄的颊侧皮质骨板，在水平骨量不足的情况下植入种植体也会增加黏膜退缩的风险。事实上，手术后的骨改建可能会造成颊侧垂直向骨丧失，以

及种植体冠方的暴露，也可导致远期黏膜退缩。与天然牙类似，薄组织表型也是种植体周黏膜退缩的风险之一（Evans和Chen，2008）。图6a～m是一个最初发表在"国际口腔种植学会（ITI）口腔种植临床指南"第七卷中的病例，展示了一颗植入位置适当的种植体颊侧发生的软组织退缩。

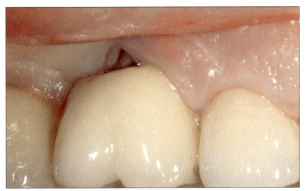
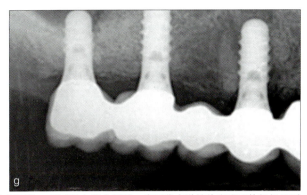

图6f，g　种植体植入6年之后的临床和放射线情况。虽然邻间骨水平正常，但可见上颌右侧第一磨牙位点种植体出现了软组织开裂

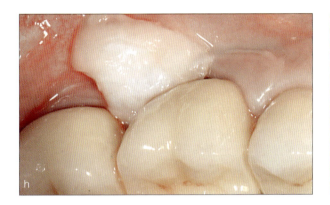
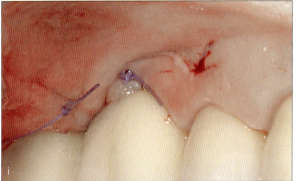

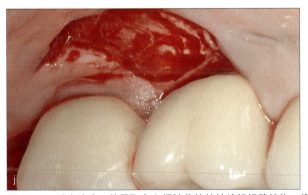
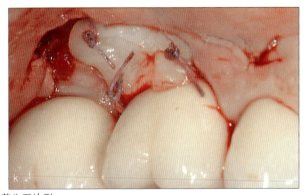

图6h～k　手术治疗。使用取自上颌结节处的结缔组织移植物，修整为五边形

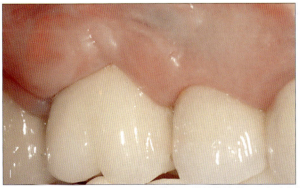
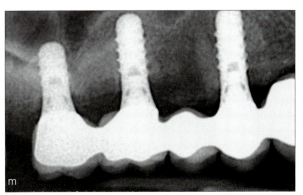

图6l，m　种植体植入10年之后的临床和放射线情况。上颌右侧第一磨牙位点种植体的软组织开裂得到完全覆盖，邻间骨水平稳定

种植体周软组织开裂多见于三维位置不佳或角度不佳的种植体。此类情况多发生于上颌前部拔牙后即刻种植（Chen和Buser，2014）。图7a～d展示了一个这样的病例，后续得到了成功治疗。

因此，在国际口腔种植学会（ITI）第三次共识研讨会上，建议在治疗薄弧线形牙龈表型的患者时，即使颊侧骨板完整，也推荐在植入种植体时进行同期增量（1型），因为其发生颊侧骨板吸收、软组织边缘退缩的风险很高（Hämmerle等，2004）。

Chen等（2007）是最早确证即刻种植的黏膜退缩与软组织美学不良的风险的学者之一。在一项对30颗种植体进行的前瞻性队列研究中，颊侧黏膜退缩与种植体位置偏颊侧显著相关。这些研究结果在一项对42颗美学区单颗种植体的回顾性研究中得到了证实，这项研究报告了颊侧黏膜退缩与种植体植入位置偏颊侧显著相关（Evans和Chen，2008）。另一项回顾性研究纳入了85颗单颗牙种植体，均为美学区不翻瓣即刻种植，对这些种植体进行拍照分析，参照对侧中切牙分析其黏膜缘的位置水平（Chen等，2009）。研究发现，美学区不翻瓣即刻种植与黏膜缘退缩有相关性。此外，种植体肩台的颊舌向位置和组织表型均被认为是重要的影响因素。

Cosyn等（2012）对单颗种植体即刻植入后严重软组织退缩的发生率进行了系统性评述。他们总结说，即刻种植可能会出现软组织退缩，有多种因素会导致这一现象。此外，他们建议在诊断、外科和修复方面都要进行适当的多项风险评估，以避免不利的治疗结果。

基于Cosyn等（2019）的一项系统性评述，2019年第十五届欧洲牙周病学研讨会第3组（Tonetti等，2019）提出的关于拔牙窝处理和种植体植入时机的共识报告和临床建议。该评述没能得出任何明确的结论，因为纳入的研究中的绝大多数都没有充分报告软组织退缩，而且现有数据存在很大的偏倚。小组只能得出这样的结论：对于薄牙周表型或者高笑线的患者，如果患者美学期望较高，即刻种植或者早期种植是不利的。在这种情况下，应做拔牙窝内骨移植以保存牙槽嵴，并采取延迟或延期种植，以降低种植体周软组织开裂的风险。

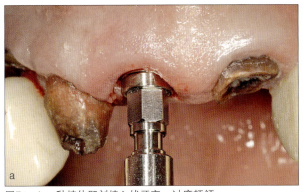 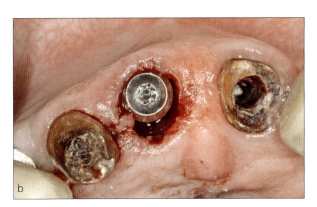

图7a，b　种植体即刻植入拔牙窝，过度颊倾

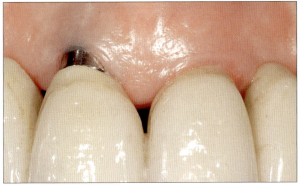 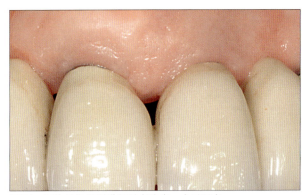

图7c　种植体植入1年之后，临床照片

图7d　对软组织开裂进行手术治疗，术后10年

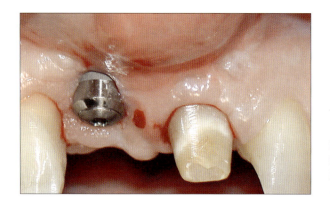

图8a 由于种植体近远中向和颊舌向位置不佳，手术几周后就发生了软组织开裂。种植体距离侧切牙过近，因而龈乳头高度随之降低，并且太偏唇侧，没有足够的颊侧骨板支持软组织，因此导致硬组织和软组织都发生了退缩

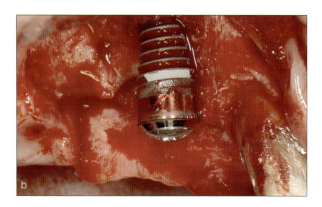

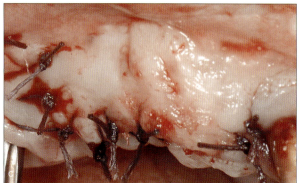

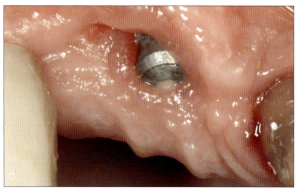

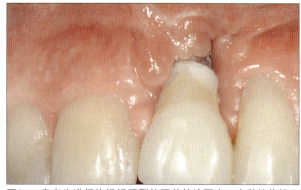

图8b～d 种植体植入和引导骨再生之后发生的软组织开裂。这类并发症最常见的原因是没能完全实现无张力创口关闭

图8e 患者为进行软组织开裂的覆盖转诊而来。在种植体植入后，患者已经进行了两次软组织移植，但均失败。考虑到软组织的破坏程度，建议取出种植体

　　种植体周软组织退缩可能在手术后短期就发生（图8a～e），通常被视为手术的并发症。通常此时手术纠正的效果无法预期，大多数病例可能需要取出种植体。在这种情况下，重要的是避免产生需要及时干预的想法，因为这往往会引发一而再再而三的无效手术尝试。

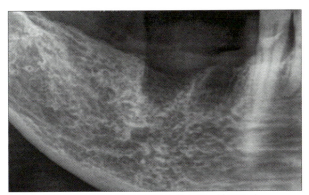

图9a 拔除重度牙周病的前磨牙3个月之后，放射线片

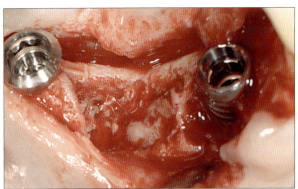

图9b 下颌右侧第一磨牙位点植入软组织水平种植体（SLActive SP，直径3.3mm，长度10mm；Institut Straumann AG），下颌右侧第一前磨牙位点植入骨水平种植体（SLActive BL RC，直径4.1mm，长度12mm；Institut Straumann AG）并同期垂直向骨增量

在其他时候，软组织退缩也可能会发生在愈合期间，最终种植修复负荷之前，即便种植体植入位置适当。当临床医生没有考虑到不可避免的软组织收缩，特别是骨再生不理想时，即有可能发生这种情况（Fontana等，2011）。这种情况下，软组织缺陷可能无法成功治疗。能否成功覆盖退缩缺陷取决于多个因素，特别是开裂的大小以及软组织和硬组织的丧失量。图9a～m展示了一例对于此类小范围缺陷的成功治疗。

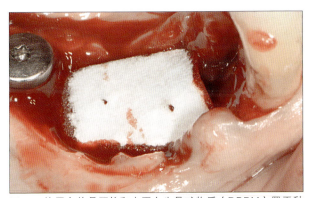

图9c 使用自体骨颗粒和去蛋白牛骨矿物质（DBBM）置于种植体表面，表面覆盖猪源性天然胶原膜（Collprotect；Botiss Biomaterials, Zossen, Germany）

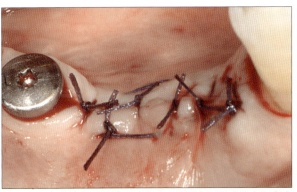

图9d 近中种植体采用潜入式愈合，使用水平褥式缝合和多个间断缝合无张力初期关闭创口

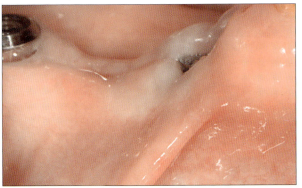

图9e 术后4周。系带附着处可见小的软组织开裂

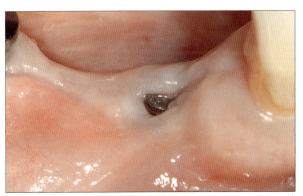

图9f 术后2个月随访。软组织开裂变大，表明在最终修复之前需要进行软组织增量

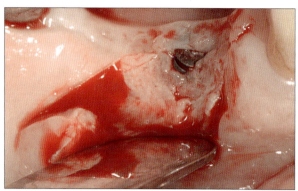

图9g 手术采用梯形半厚瓣

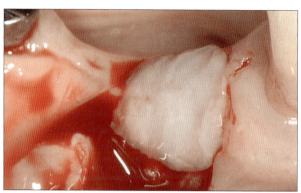

图9h 使用较宽的结缔组织移植物覆盖种植体头部

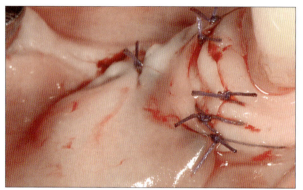

图9i 将软组织瓣冠向推进并缝合（4-0薇乔），以完全覆盖种植体

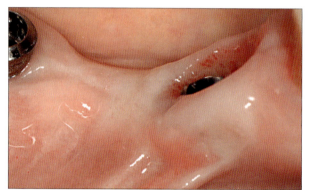

图9j 取终印模时，可见种植体周软组织愈合理想

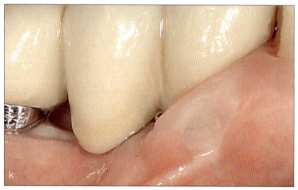

图9k，l 三单位螺钉固位金属烤瓷桥，临床照片（k）和放射线片（l）

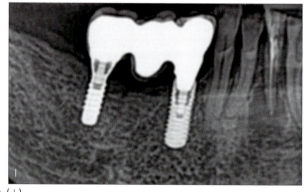

图9m 3年之后随访，种植体周组织健康，生理性探诊深度，探诊无出血

在某些情况下，种植体植入数年后，可能会出现软组织边缘退缩，从而导致钛表面的暴露。这可能是因为随着时间的推移，薄的颊侧牙槽嵴顶会有一些吸收，会造成软组织袖口根向移位，尤其是在薄组织表型的患者。除了所导致的美学问题之外，种植体的粗糙部分暴露于口腔环境，也是对种植体周软组织退缩的治疗指征（图10a，b）。

如今，大多数种植体都是微粗糙表面的，与以前的机械加工种植体表面相比，通过喷砂或酸蚀等

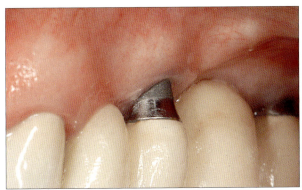

图10a 植入5年的种植体，出现软组织开裂。对患者来说不是美学问题，患者拒绝了对暴露的种植体粗糙部分进行覆盖手术

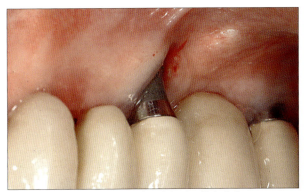

图10b 2年之后。软组织退缩程度加重，伴有炎症

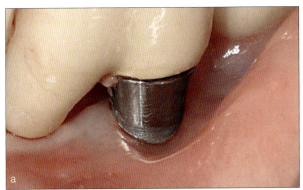

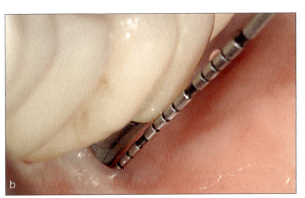

图11a，b 种植体植入10年之后。由于前庭深度不足和角化组织缺如，菌斑控制不理想。种植体的粗糙面暴露，黏膜缘松弛可动

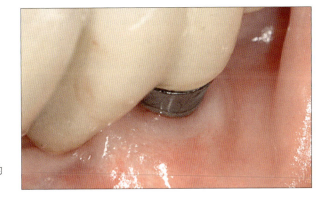

图11c 使用结缔组织移植治疗软组织开裂之后3年。种植体的粗糙表面获得了完全覆盖，患者的菌斑控制也得以改善

各种技术制造的微粗糙表面可以显著增加初始骨－种植体接触（BIC）以及早期愈合阶段的旋出扭矩（Li等，2002；Ferguson等，2006）。带来的好处是愈合时间更短，在松质骨（Ⅳ型）中的早期失败率更低。

然而，微粗糙表面会更容易被口腔内的细菌定植，尤其在黏膜缘松弛可动、种植体周缺乏有效软组织封闭的情况下（Louropoulou等，2012）。最近的一项体外研究中，Bermejo等（2019）发现，在与口腔类似的菌斑生物膜环境中，与光滑表面种植体相比，中度粗糙表面种植体积聚了更多的细菌生物量，致病菌（如具核梭杆菌和伴放线聚集杆菌）的数量明显更高。因此，即使没有美学问题，对种植体的粗糙部分进行软组织覆盖以降低生物学并发症的风险也是合理的（图11a～c）。

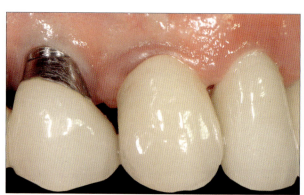

图12a　一位低美学期望患者，其光滑表面基台周围出现了小范围的软组织退缩（2007年12月）

图12b　2019年3月，软组织退缩加重，但仍局限于种植体冠方的光滑部分。患者不以此为意，所以拒绝治疗

如果种植体或基台暴露于口腔的部分是光滑表面，那么治疗的需要完全都是美学原因。但审美观点因人而异，差别很大（图12a，b）。

当临床医生遇到软组织退缩时，必须评估它是否与生物学并发症有关，即种植体周黏膜炎（Heitz-Mayfield和Salvi，2018a）或种植体周炎（Schwarz等，2018）。

根据2017年世界牙周病和种植体周病分类研讨会，种植体周黏膜炎的特征是探诊出血和视诊有炎症表现。有充分证据表明种植体周黏膜炎是由菌斑引起的，非菌斑引起的种植体周黏膜炎证据非常有限。种植体周黏膜炎可以通过清除菌斑的措施来逆转病变。种植体周炎被定义为发生于种植体周组织的、与菌斑相关的病理状况，特征是种植体周黏膜的炎症和随后发生的进行性支持骨丧失。通常认为种植体周黏膜炎发生早于种植体周炎。种植体周炎与菌斑控制不佳相关，也常见于有重度牙周炎病史的患者（Caton等，2018）。

一旦消除了致病因素，并进行良好的菌斑控制，就有可能通过治疗恢复到最初的种植体周组织情况。然而，临床医生必须清楚，对于生物学并发症的初期治疗可能会导致软组织开裂更加严重，如图13a，b的病例所示。

当种植体周软组织开裂伴有重度骨丧失，尤其是发生于多个相邻位点时，治疗效果是不可预期的，取出种植体可能是唯一的选择（图14a，b）。

对种植体周炎的成功手术治疗往往会造成软组织边缘的退缩，影响美观、语音以及口腔清洁时的不适（Roccuzzo等，2017b）。最近有两项研究报道了此类并发症（Heitz Mayfield等，2018b；Mercado等，2018）。这些因素与临床决策高度相关，应在开始治疗之前就与患者讨论好。

在某些情况下，种植体周黏膜炎会不可避免地发生。这种情况下，增加软组织手术治疗的目的是获得更好的解剖条件，以实现良好的菌斑控

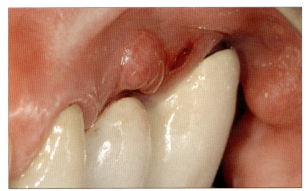

图13a　上颌两颗种植体周的重度炎症，伴有黏膜增生

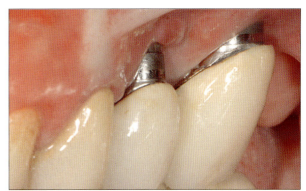

图13b　进行初始的感染控制后，种植体周软组织得到了改善，但伴有明显的退缩，基台和种植体部分钛表面暴露于口腔

制。是取出种植体还是尝试治疗并发症，这通常难以决定，因为这无法基于经验指南或共识声明。因此，应基于对创伤愈合的生物学机制的正确理解来制订临床决策，并与患者充分讨论任何可能的治疗方案。种植体周软组织退缩的覆盖是一个相对比较

新的话题，大多数已经发表的研究都是病例系列，纳入的对象数量有限。由于实现最佳美学效果相当具有挑战性，临床医生应对所有因素综合考虑，包括相关评估和患者期望（尤其是美学需求高的患者），仔细斟酌所有可能的治疗方案。

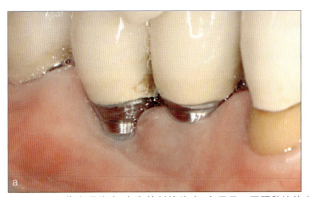
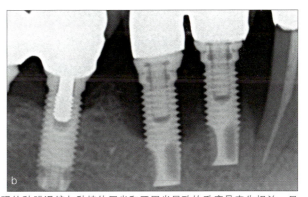

图14a，b　临床照片（a）和放射线片（b）显示，两颗种植体出现的黏膜退缩与种植体周炎和牙周炎导致的重度骨丧失相关，目前不适合进行软组织开裂的治疗

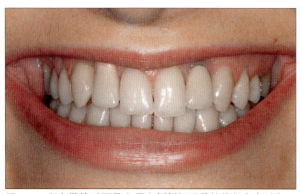

图15a 患者微笑时可见上颌左侧侧切牙种植体根方有透灰区域。上颌右侧侧切牙牙冠颈部的粉红色瓷则不甚美观

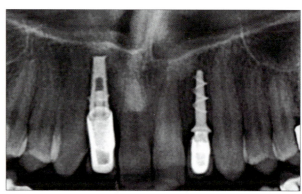

图15b 口腔曲面体层放射线片局部，显示两颗种植体的情况

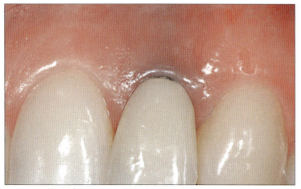

图15c 基线情况显示上颌左侧侧切牙种植体支持式牙冠有轻微的颊侧软组织开裂，透过软组织可以看到基台

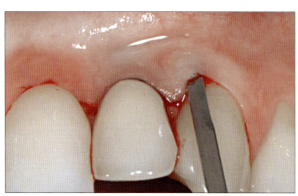

图15d 使用微型刀片做水平向切口，不做垂直松弛切口

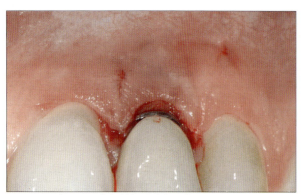

图15e 翻半厚瓣，将解剖龈乳头去上皮

图15a～m和图16a～r展示了一名25岁女性的病例，此前她已进行了上颌双侧侧切牙位点的种植治疗。因为美学效果不佳，她对之前的牙医提起诉讼，她的律师将她转介来就诊。

患者的主诉是两个种植体支持式牙冠不美观（图15a）。上颌左侧侧切牙种植体植入1年有余，无种植体周黏膜炎或种植体周炎的临床或放射线表现（图15b）。与相邻天然牙相比，种植体支持式牙冠的软组织边缘位于理想龈缘位置的根方（图15c）。与患者充分讨论了所有可能的治疗方案。

最后决定，保留上颌左侧侧切牙种植体并进行治疗。做水平向切口，翻半厚瓣，不做垂直松弛切口。对解剖龈乳头进行去上皮。从上颌结节区域，切取游离龈移植物。用刀片将其去上皮，用黏膜刀将其修剪为U形，以适合种植体颈部形态（Roccuzzo等，2014b）。移植物厚约3mm。将它插入半厚瓣形成的袋中，用可吸收缝线做两针间断缝合，固定于解剖龈乳头的基底部。轻柔移动软组织瓣，直至其边缘超过结缔组织移植物的冠方，使用5-0薇乔缝线将软组织瓣缝合固定于冠向位置，以几乎无张力的程度覆盖移植物。2周后拆除缝线。指导患者保护术区，使用0.12%葡萄糖酸氯己定溶液每天3次，每次含漱1分钟，连用3周。

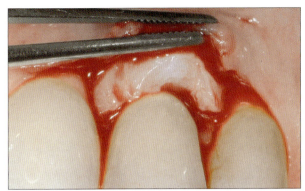

图15f 将厚的移植物插入半厚瓣形成的袋中

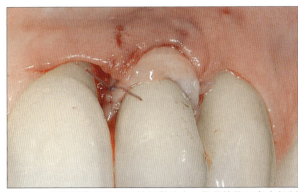

图15g 用可吸收缝线做两针间断缝合，将移植物固定在解剖龈乳头的基底部

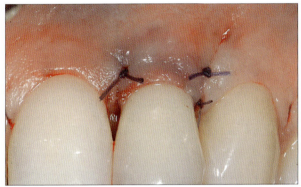

图15h 移动软组织瓣，使用5-0薇乔缝线将其缝合固定于冠向位置，以几乎无张力的状态覆盖移植物

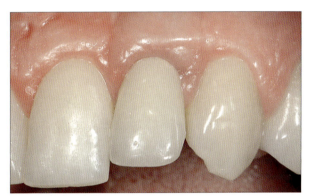

图15i 术后15个月

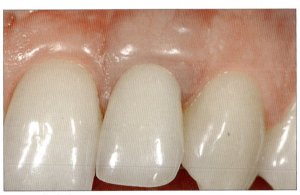

图15j 术后3年

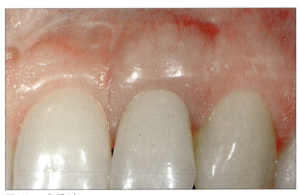

图15k 术后5年

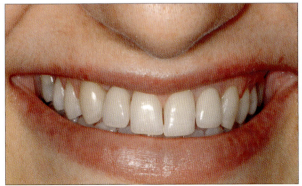

图15l 手术治疗后患者的微笑观

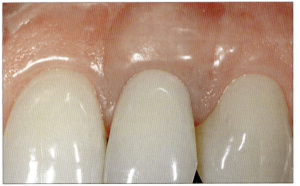

图15m 术后8年，长期的软组织稳定性

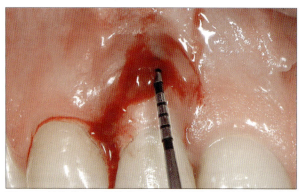
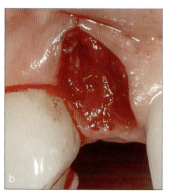
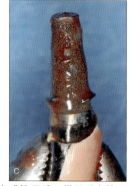

图16a 基线状态，颊侧观。上颌右侧侧切牙种植体周重度炎症，伴有水肿，探诊大量出血

图16b，c 取出种植体。由于该位点感染严重，增量手术推迟进行

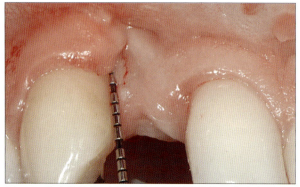
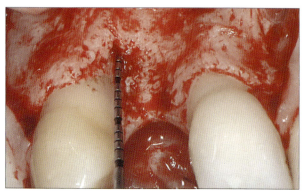

图16d 取出种植体5个月之后。上颌右侧侧切牙位点出现明显凹陷，尖牙近中出现明显的牙周附着丧失

图16e 翻黏骨膜瓣，可见巨大的垂直向和水平向骨缺损

在患者的右上颌，由于美学问题与种植体周炎相关，因此决定取出种植体，不可避免将产生进一步的骨丧失，但也只能接受（图16a）。由于不能即刻重新植入种植体，考虑对这个位点进行重建，为将来的种植提供条件（图16b，c），尽管关于取出种植体后进行骨增量的文献数量有限。决定等待几个月，以确保软组织恢复到最佳状态（图16d）。

位点重建遵循GBR的原则，首先翻大范围梯形全厚瓣（图16e）。对该位点的分析表明，相邻的两颗牙均存在牙周支持组织的丧失。为了促进牙周再生，将Emdogain（Institut Straumann AG）涂布于上颌右侧中切牙和尖牙牙根（图16f）。从下颌骨外斜线获取自体骨块，并分为两部分。一部分用3颗螺钉固定于植骨区。另一部分用骨磨粉碎成颗粒状，填充骨块和植骨区之间的空隙（图16g）。为了尽量减少手术后移植物的吸收，使用去蛋白牛骨矿物质（Bio-Oss；Geistlich，Wolhusen，Switzerland）覆盖骨块，上覆胶原膜（Bio-Gide；Geistlich）以进行保护，愈合5个月（图16h~j）。

经过一段不受干扰的愈合期后，骨再生良好，能够在理想的位置植入骨水平种植体（BLNC SLActive Roxolid，直径3.3mm，长度10mm；Institut Straumann AG）。为了尽量减少术后软组织的收缩，在尖牙的唇侧使用结缔组织移植物，用以轮廓增量和支持龈乳头（图16k~m）。经过几个月的软组织愈合和临时修复，最终戴入了全瓷冠（图16n~r）。

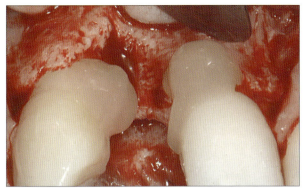

图16f 将Emdogain（Institut Straumann AG）涂布于上颌右侧中切牙和尖牙的牙根上，以促进牙周再生

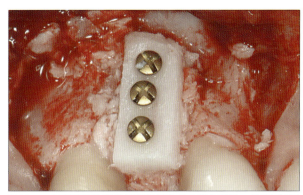

图16g 从下颌骨外斜线处获取自体骨块进行植骨，用3颗螺钉进行固定。植骨区和骨块之间的空隙以自体骨颗粒填充

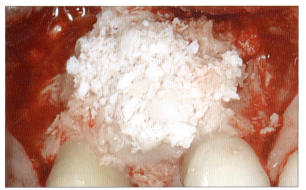

图16h 使用大量去蛋白牛骨矿物质覆盖骨块以减少移植物的吸收

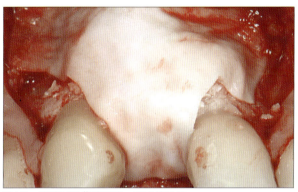

图16i 修剪可吸收胶原膜，覆于植骨区

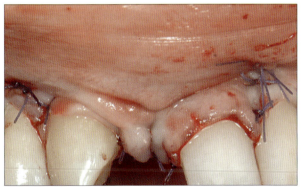

图16j 使用冠向推进瓣，以达到创口初期无张力关闭

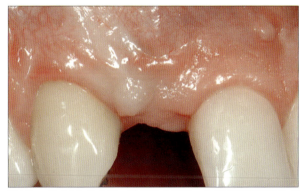

图16k 愈合5个月之后，种植手术当天，上颌右侧侧切牙位点唇侧观

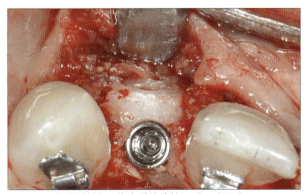

图16l 上颌右侧侧切牙位点种植体植入后，𬌗面观

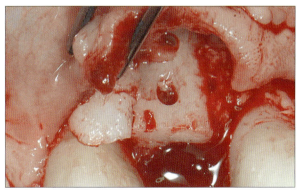

图16m 在尖牙的唇侧使用结缔组织移植物，以达到轮廓增量和支持龈乳头的目的

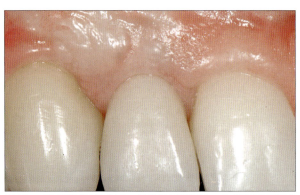

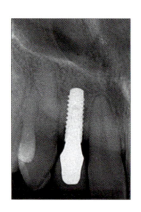

图16o 术后2年的种植体，根尖放射线片

图16n 种植手术1年之后，最终的冠修复体。软组织量和龈乳头高度均理想

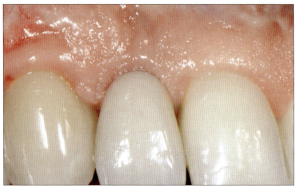

图16p 术后6年

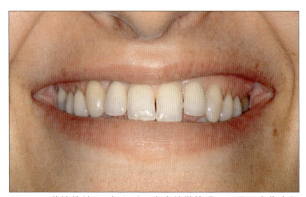

图16q 种植体植入7年之后，患者的微笑观。可见两个位点经过治疗后获得的良好美学效果

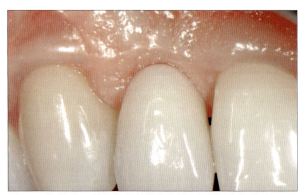

图16r 术后8年，软组织的长期稳定性，包括远中龈乳头

一旦软组织开裂造成了美学并发症，牙医就会面临两难的抉择，是尝试手术治疗以保留种植体，还是取出种植体重新植入一颗？虽然没有明确的指南来帮助决策是否应该取出软组织开裂的种植体，但"国际口腔种植学会（ITI）口腔种植临床指南"第十卷（Chappuis和Martin，2017b）建议考虑以下因素：

- 美学失败。
- 种植体松动。
- 种植体周炎。
- 种植体折断。
- 种植体位置不良。
- 疼痛。
- 局部病变。
- 心理问题。
- 修复界面损伤。
- 部件/种植体已淘汰。

如果出现种植体松动、折断或种植体周炎，必须尽快取出种植体，以免发生重度骨丧失，影响未来新的种植体植入或损害相邻的天然牙，如图16a～r所示的临床病例。

如果软组织缺损与其他情况相关，则可以使用文献中提到并在第5.2章节展示的手术技术进行软组织移植。治疗结果不仅取决于手术方法，病例选择也同样重要。因此，在手术前，判断软组织开裂的类型非常重要，尽管现阶段还没有一个全面的、有指导意义的软组织缺陷分类。

表3列举了需要考虑的一些因素，以评估是选择治疗软组织开裂还是选择取出种植体，以及一些临床实例。

最后，是选择手术治疗软组织缺陷，还是选择取出种植体，必须严格基于患者的期望和外科医生的手术水平来进行临床决策。必须清楚的是，种植体周软组织缺陷的治疗面临着巨大的临床挑战，尤其在缺损严重和邻间组织大量丧失的位点（图17）。

表3　种植体周软组织开裂治疗时需要考虑的因素

种植体位置	邻间组织	建议的治疗方法
牙槽嵴顶中心	存在	结缔组织移植
轻度颊倾	存在或部分丧失	结缔组织移植，重新修复
牙槽嵴顶中心	完全丧失	取出种植体
完全颊倾	—	取出种植体

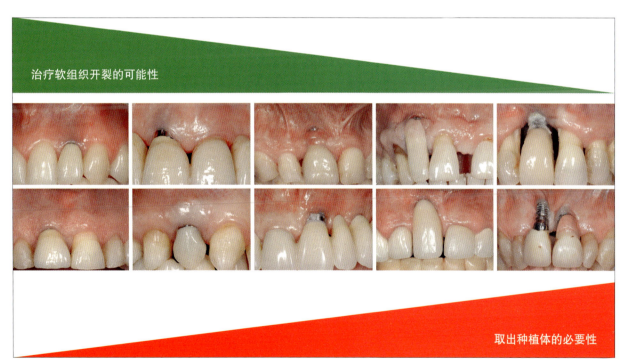

治疗软组织开裂的可能性

取出种植体的必要性

图17　视诊参考照片矩阵

5.2 种植体周软组织开裂的治疗技术

M. Roccuzzo

治疗方式

近年来，多种治疗种植体周软组织开裂的外科和修复技术不断出现。然而，我们缺乏有力证据以表明其中的某一种治疗方法最为有效且疗效具有可预期性。由于缺乏有关该主题的文章，无论是共识研讨会还是关于膜龈治疗的系统评述都没有给出种植体周组织缺陷的最佳治疗方法。相关的研究文献已经对各种治疗手段进行了全面描述，但大多数是病例报告，只有少数是前瞻性研究。由于不同研究所讨论的组织缺陷针对的是不同的临床情况，我们很难从文献中得出任何明确的结论（Sculean等，2017；Mazzotti等，2018）。

文献中最常描述的技术是使用冠向推进瓣结合结缔组织移植物（CTG）。各种研究之间的一个主要区别是，一些作者只描述了手术技术，而另一些作者则提出了手术和修复方法的组合，包括去除牙冠，或者在某些情况下去除基台。

影响种植治疗美学成功的关键因素之一是正确的以修复为导向的种植体三维位置，以便在自然位置取代天然牙并模拟自然萌出的穿龈轮廓（Belser等，2004；Buser等，2004）。

另一个关键因素是基台的选择。美学区的种植体治疗需要根据几个因素仔细选择基台，例如相邻牙或对颌牙齿的位置、组织表型和笑线。当高美学要求患者出现种植体周软组织开裂时，临床医生必须考虑到可用治疗方案的成本和持续时间来决定是否取出修复体。

在缺乏精确指南的情况下，还必须考虑患者的观点。在大多数情况下，完全覆盖软组织开裂是唯一可接受的结果。

外科和修复联合治疗

治疗种植体周软组织缺损的第一个病例报告是Mathews（2002）发表的，描述了使用带蒂CTG治疗不美观的种植体支持式修复体。病例中，侧切牙先天缺失，由两个根向和颊侧错位的种植体支持式修复体进行修复。取下修复体并放置覆盖螺丝；2个月后更换为2mm高的愈合帽。双侧种植位点都进行了带蒂CTG移植，并将它们缝合到种植体平台根方约3mm的唇侧的半厚袋中。移植物从第一磨牙区域获取。每个移植物的宽度由受区的大小和腭穹隆深度决定。术后4个月，通过软组织环切钻暴露愈合帽。3个月之后，戴入螺钉固位的临时修复体。临时冠戴用3个月之后，更换为最终的全瓷修复体。作者认为带蒂CTG是一种很好的垂直向和唇向软组织增量技术，可改善种植体周美学效果。

两年之后，Shibli等（2004）描述了使用上皮下CTG来修复上颌前部种植体支持式单冠附近的软组织边缘不调。术前，更换了一个新的角度基台，以尽量减少基台边缘对术后软组织愈合的影响。通过两个垂直切口翻全厚和半厚结合的梯形瓣，并去除近中和远端龈乳头的上皮组织。从上腭获取供区移植物。去除移植物上皮层；仅使用结缔组织。将移植物置于光滑基台表面并用可吸收缝线固定。将瓣冠向复位，完全覆盖移植物，并用间断缝合固定以避免张力过度。制作并戴入一个临时修复体，使其与种植体周软组织边缘的接触最小。

术后6周，制取种植体水平印模，并将工作模型用于基台选择和修复体设计。在工作模型上准备了第二个临时修复体，用于确认最终修复的穿龈轮廓。临时修复体的表面高度抛光，以免损害种植体周软组织的健康。患者佩戴第二个临时修复体直到最终修复体制作完成。术后12周，使用个性化树脂印模帽制取终印模。由于种植体的长轴略有颊倾，因此修复体的设计为粘接固位可调改基台上。基台的最终形状与种植体的长轴一致，并参考相邻天然牙的表面形态进行设计。按照黏膜的边缘轮廓，在边缘下方约2mm处制备基台肩台。最终用金属烤瓷修复体完成修复。整个治疗程序是成功的，在18个月的随访期内提供了稳定的种植体周软组织的美学改善。

又过了两年，Shibli和d'Avila（2006）报告了使用上皮下CTG重建基台边缘和牙冠穿龈轮廓，进而修复两个种植体支持式单冠的美学问题的病例。这两个病例中种植体两侧龈乳头的位置和轮廓尚可，但修复体软组织唇侧边缘比相邻天然牙的龈缘更靠近根方。术前，选择一个新的基台以尽量减少基台边缘对术后软组织愈合的影响，并安放临

时修复体以在软组织愈合期间提供新的轮廓。将上皮下CTG放置于抛光基台表面以及预备好的受植床，邻面两针、根方一针用4-0可吸收缝线进行固定。将瓣冠向复位以完全覆盖移植物并间断缝合固定以避免过度张力。术后3个月，取模，并在工作模型上制作第二个临时修复体，为最终修复体穿龈轮廓的设计提供参照。术后5个月，制取最终印模并制作金属烤瓷修复体。2年随访时，种植体周软组织稳定，种植体周黏膜边缘较治疗前冠向移动2~3mm，与相邻中切牙位于同一水平。

Lai等（2010）首先描述了再潜入技术来处理上颌左侧中切牙位点种植体用于正畸支抗后出现的软组织退缩。由于黏膜边缘退缩，种植体唇侧金属颈环暴露，相邻上颌左侧侧切牙唇面牙龈也出现约1mm退缩。作者决定取下牙冠和基台，制备半厚黏膜瓣暴露术区。然后将覆盖螺丝安放种植体上，用上皮下CTG覆盖种植体的肩部和颊面并缝合固定。翻开的黏膜瓣冠向复位并用间断缝合关闭创口。在恢复期间，为患者制作了可摘临时修复体。2个月后，采用软组织环切暴露种植体。重新安放基台和临时修复体。6个月后戴入最终金属烤瓷修复体。

Happe等（2013）提出了一种治疗上颌前部单颗种植体支持式修复体的修复材料透色引起种植体周软组织颜色异常的手术方法。采用了微创隧道式结合CTG的手术方式。手术的垂直切口设置在种植体支持式修复体的远中轴角处，距离软组织边缘约3mm。通过半厚切口的方法制备唇部软组织瓣，使得制备好的黏膜袋在冠方延伸至软组织边缘、根方超过膜龈联合处。然后将CTG插入袋中，并缝合固定关闭创口。1年后随访，作者通过分光光度法客观验证了局部的美学改善。

Zucchelli等（2013a）发表了第一项前瞻性探索性研究。包括20名患者，使用修复/外科/修复的流程治疗美学区单颗种植体颊侧软组织开裂的病例。Burkhardt等（2008）最初报告的阴性结果鼓励研究人员寻找替代方法来克服传统方法（即基于天然牙的标准膜龈手术）的局限性。其基本原理是增加种植体近中和远中的受区，并最小化基台尺寸。Zucchelli等首先使用对侧同名牙齿的临床牙冠长度作为治疗成功的基准。

图1a～l展示了以一名32岁男性患者的治疗示例，主诉为微笑时种植体牙冠过长欠美观。种植体是在18个月前植入；临床检查和放射线检查未查及黏膜炎/种植体周炎的现象。种植修复体的软组织边缘比同名天然牙牙龈边缘的理想位置更靠近根尖（图1a）。远中乳头的尖端在软组织理想边缘的冠方3mm处。牙冠轮廓位于连接相邻牙齿轮廓的假想曲线内（即，偏腭侧），平齐软组织边缘（图1b）。根据Zucchelli等（2019）提出的新分类，该病例被定义为Ⅱ类、b亚类。

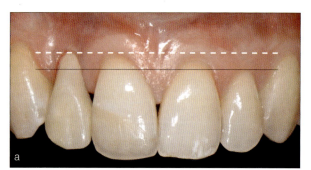
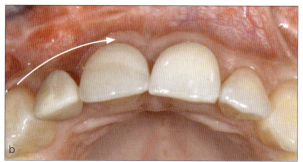

图1a，b　种植体植入18个月后的唇侧和殆面基线情况。颊侧软组织开裂影响了上颌右侧侧切牙种植修复体的美观

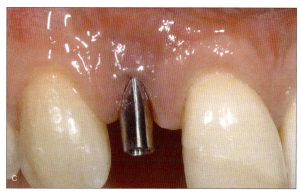
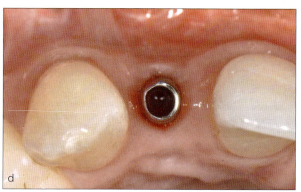

图1c，d　术前修复后软组织的颊侧观和殆面观。术前修复阶段包括移除种植体支持式修复体，调磨下方的基台，并放置短的临时修复体以回避薄弱的龈乳头。牙间软组织的增加可以帮助术中获得更多的腭侧去上皮组织，有助于确保冠向推进瓣的手术乳头有足够的血管化

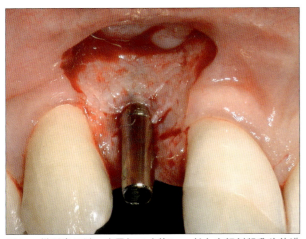

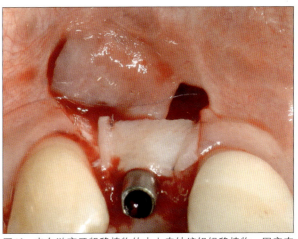

图1e　梯形半厚瓣。水平切口（约3mm长）在解剖龈乳头处进行，切口距离龈乳头顶点的距离相当于黏膜瓣所需的冠向推进距离；垂直切口略微外敞，伸入牙槽嵴黏膜。进行深层和浅层分层切割以允许瓣的冠向推进。解剖龈乳头的去上皮化一直延伸至腭侧

图1f　来自游离牙龈移植物的去上皮结缔组织移植物，固定在相邻牙齿的牙龈边缘水平。在解剖龈乳头的基底部采用内褥式缝合，根方采用外褥式缝合进行移植物固定

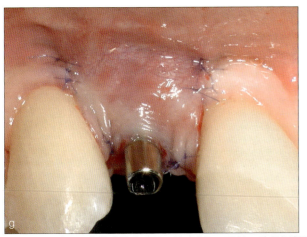

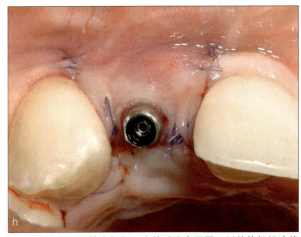

图1g，h　关闭冠向推进的黏膜瓣，从垂直切口开始，使用间断缝合和悬吊缝合，悬挂在相邻牙齿的舌隆突周围，以使软组织边缘紧密围绕基台的凸面。结缔组织移植物完全被黏膜瓣覆盖。安放一个短的临时修复体，避免与软组织接触

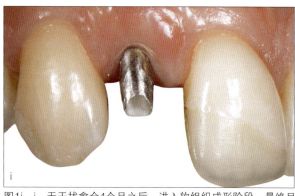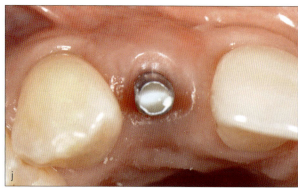

图1i，j　无干扰愈合4个月之后，进入软组织成形阶段。最终目标是形成弧线形的软组织边缘，使其尽可能与同名天然牙的牙龈边缘相似，通过修改临时修复体的邻面轮廓来促进龈乳头的冠向生长

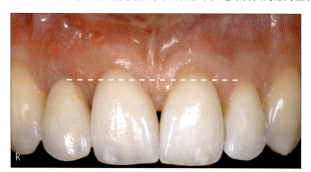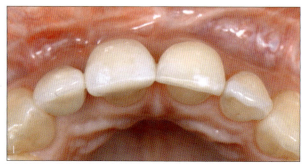

图1k~l　正面观和殆面观，最终修复后1年。颊侧的开裂被成功地完全纠正。软组织颊舌向的增量使得修复体的穿龈轮廓类似于相邻牙的萌出形状，使该部位的局部卫生更易于维护

此类治疗成功的关键包括几个重要步骤。首先需要在手术前至少1个月取下修复体牙冠。在基台调改后放置不与软组织边缘接触的短临时修复体，以保证邻间软组织无干扰生长和成熟。

所有软组织缺损均使用冠向推进瓣（CAF）和结缔组织移植物（CTG）（Zucchelli等，2003）进行治疗。黏膜瓣以半厚瓣的形式被抬起。所有肌纤维均被离断以允许黏膜瓣的冠向推进。任何暴露的种植体表面都使用金刚砂车针和橡胶杯进行机械抛光。解剖龈乳头的唇面和殆面需要去上皮，以形成结缔组织受植床，冠向复位黏膜瓣的手术龈乳头通过缝合固定在结缔组织床上。CTG通过游离龈移植物的形式从上腭获取，并用锋利的刀片去上皮（Zucchelli等，2010）。游离龈移植物的厚度

约为2mm，近远中尺寸比开裂缺损部位的宽度多6mm，冠根向尺寸比骨开裂的深度多3mm。

放置移植物以覆盖基台，使用可吸收缝线在解剖龈乳头基底部做两针间断缝合，在根方用两针单纯缝合把移植物锚固于骨膜上。

牵拉移动黏膜瓣直到软组织边缘被动延伸至CTG的冠方。使用6-0微乔缝线将冠向移动的黏膜瓣无张力缝合并覆盖CTG。手术后，临时修复体改形以避免与软组织接触，用临时粘接剂固定。缝线保留2周。嘱患者避免刺激手术区域，在术后4周内用0.12%葡萄糖酸氯己定溶液局部冲洗，每天3次，每次1分钟。

之后，建议患者使用超软牙刷和竖刷法刷牙1个月。在此期间，每天使用两次葡萄糖酸氯己定溶液含漱。接下来1个月，继续使用软毛牙刷并每天一次葡萄糖酸氯己定溶液含漱。停用葡萄糖酸氯己定溶液后，重新开始手术区域牙齿邻面的机械清洁。拆线后的前两个月，每两周需召回患者进行一次预防性治疗，随后每月1次，直至最终修复。

术后8个月，制取终印模，并将所得工作模型用于基台选择和牙冠设计。基台的最终形状根据种植体的轴向及其周围的软组织形态来选择。

Paniz和Mazzocco（2015）描述了一种外科修复联合治疗的方法。针对患者前牙区种植体唇侧软组织2mm退缩，个性化制作的修复体穿龈轮廓显著有助于软组织的最终美学效果。他们实施了两次外科手术，并对临时修复体和最终基台穿龈轮廓进行了修改。

第一次手术是在取下种植修复体等待周围软组织成熟后进行的。采用CTG和CAF来覆盖植入物。第二次手术将移植的CTG插入颊侧口袋瓣中，并戴入一个穿龈轮廓略微凹陷的临时修复体。6个月后进行最终修复的治疗。

据作者报告，最终的美学效果解决了患者的主诉问题，达到了令人满意的效果，并保持了5年的稳定状态。值得一提的是，这种方法之所以可行，是因为最终修复体不仅包括新的个性化制作的种植体基台和牙冠，而且还包括相邻天然牙的牙冠，其在种植体潜入期间为缺牙区临时修复体提供了支撑。

外科技巧

Burkhardt等（2008）进行了第一项前瞻性队列研究。对10名患者实施治疗，每名患者的植入部位都有单个黏膜软组织开裂。种植体均采用延期种植的手术方案进行植入，其中8个病例采用分段式方法（Nobel Biocare，Zurich，Switzerland；Friadent，Mannheim，Germany），2个病例采用一段式方法（Institut Straumann AG，Basel，

Switzerland）。这些病例在经过1年多的令人满意的美学状态后，均出现了软组织边缘的根向移位。

该研究的外科手术是对Allen和Miller（1989）所描述的技术的改进。从种植体颊侧的沟内切口开始，在使用两个垂直切口（黏膜退缩区域的近中和远中）后，将半厚的黏膜瓣抬起至膜龈联合根方。种植体和天然牙之间的龈乳头去上皮，以允许黏膜瓣的冠向复位。使用单切口技术（Lorenzana和Allen，2000）从前磨牙至第一磨牙区域的上腭取出游离CTG。获取的移植物厚度为1.5～2mm，供区切口用悬吊缝合。将移植物放置在准备好的种植/基台连接处，以及相邻的结缔组织受植床上，并用可吸收的7-0缝线固定。

然后，使用冠向复位的黏膜瓣覆盖移植物。通过7-0缝线悬吊缝合，将黏膜边缘冠向推进至对侧同名牙的临床牙冠龈缘标志点的冠方至少2mm，并固定。缝线在手术后5天拆除。通过葡萄糖酸氯己定溶液维持术区的菌斑控制2周。在此之后，指导患者使用超软牙刷和竖刷法对治疗区域进行机械清洁。

在1个月、3个月和6个月时召回患者进行预防性治疗和随访。开裂软组织的平均覆盖率在1个月时为75%，在3个月时为70%，在6个月时为66%。作者得出结论，种植体部位显示出实质性和临床上的显著改善，但在任何部位都没有实现组织开裂部位的完全覆盖。

Roccuzzo等（2014b）提出了对该技术的改良。这一改良技术是在有轻度软组织开裂的软组织水平种植体周进行的，种植体具有两种不同高度的光滑颈部：S（2.8mm）或SP（1.8mm）种植体（Institut Straumann AG，Basel，Switzerland）（图2a～h）。上颌结节区较厚的牙龈组织作为优选供体。在对受区和供区部位进行局部麻醉后，做沟内切口，并制备半厚瓣。准备好受区后，通过牙龈切除术从上颌结节区域切除袖口状的牙龈移植物（Jung等，2008b）。供体组织去上皮并用黏膜刀修整成U形，以适应种植体的颈部。将制备好的结

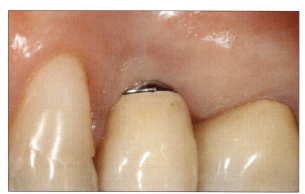

图2a 8年前植入的软组织水平种植体周软组织开裂

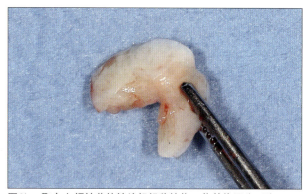

图2b 取自上颌结节的结缔组织移植物,将其修正为U形

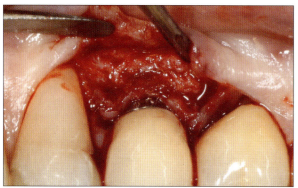

图2c 没有垂直向松弛切口的半厚瓣

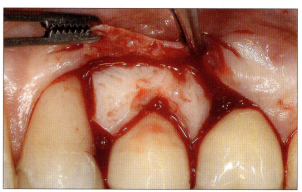

图2d 结缔组织移植物适合于种植体的颈部

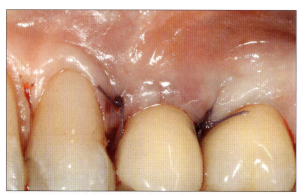

图2e 用薇乔缝线间断缝合黏膜瓣以完全覆盖CTG

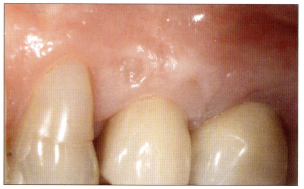

图2f 2年之后开裂软组织完全覆盖

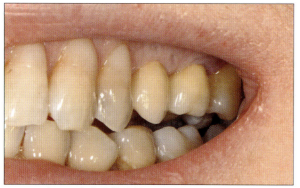

图2g 6年之后患者微笑的侧面观。软组织厚度的增加,特别是龈乳头周围的软组织展现了显著的美学改善

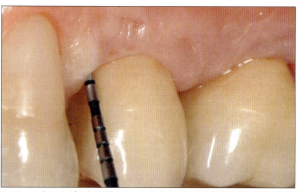

图2h 6年之后复查的特写。最小的探诊深度提示开裂组织的覆盖持久且完全

缔组织置于受体床上并用6-0薇乔缝线（Ethicon；Johnson & Johnson，OH，USA）固定。黏膜瓣由5-0薇乔缝线固定，以最小的张力覆盖移植物。为了实现这一点，离断黏膜内穿插的肌肉纤维以允许黏膜瓣的冠向移位。缝线在原位保持10天至2周。根据需要约诊患者进行复查和术后护理。有时会在4~8个月后进行牙龈成形术，如果需要的话，使用金刚砂车针等旋转器械来去除多余的软组织或通过打磨来消除移植物颜色的不匹配。

Burkhardt方法和Roccuzzo方法之间存在3个主要区别：

- 避免了垂直切口。
- 移植物取自上颌结节。
- 缝线固定的时间是原来的两倍多。

图3a~i显示了这种治疗方法在磨牙区域的示例。种植体周炎手术治疗后局部出现软组织开裂。

另一个重要的讨论点是微创治疗美学区种植体周软组织开裂是否可以产生良好或更好的结果。

Cosyn等（2013）提出的治疗方法包括从腭部获取CTG，并通过信封（口袋瓣）技术将其插入种植体颊侧黏膜。这是一项前瞻性研究，旨在记录单颗牙拔除后即刻种植治疗的软组织方面。3个月时，22例中有5例表现出严重的牙槽突改建，2例表现出晚期的唇侧中部退缩。由于CTG在最终修复体戴入之前进行，因此本研究的结果无法与其他研究做比较。作者得出结论，为了维持红色美学的效果，约1/3的即刻种植患者需要进行CTG移植。

Caplanis等（2014）通过展示一个上颌左侧尖牙位点的种植体周黏膜退缩并暴露大约3mm钛基台的病例，围绕天然牙和种植体提出了膜龈手术的考量因素。作者通过从腭部获取CTG并插入到信封瓣内，从而在一次手术中完全覆盖暴露的钛基台。然而，在另一个具有黏膜退缩的种植体，中切牙位点暴露2mm基台，则进行了3个单独的外科手术以实现组织覆盖：一个带有CTG的冠向推进瓣，然后是带有第二个CTG的信封瓣，以及最后的半月形带蒂黏膜瓣。作者得出的结论是，与牙齿相反，种植体周黏膜修复尚未得到很好的研究和理解，其治疗效果也不可预期。

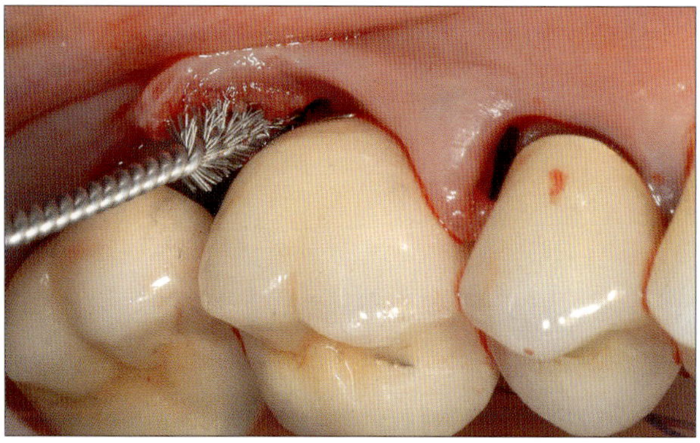

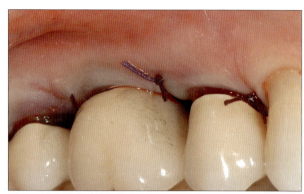

图3a　使用钛刷对上颌右侧第一磨牙位点种植体周炎进行手术治疗

图3b　治疗结束时瓣的缝合

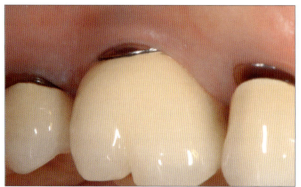

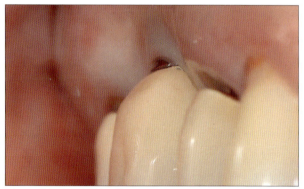

图3c　种植体周炎手术治疗后软组织开裂

图3d　软组织开裂侧面观

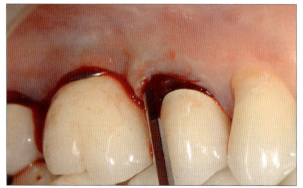

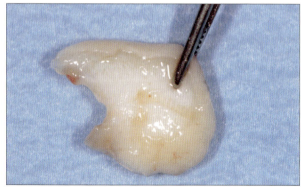

图3e　半厚瓣，无垂直向松弛切口

图3f　取自上颌结节的CTG制备成U形

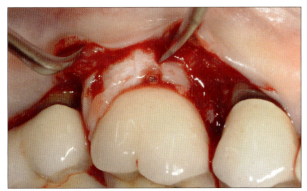

图3g 将CTG放置于种植体颈部周围

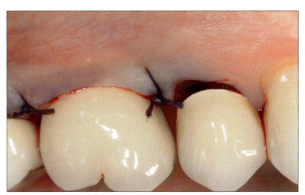

图3h 在CTG上方缝合瓣

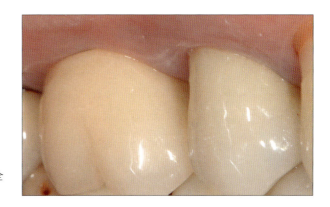

图3i 两年后愈合良好。在相邻的前磨牙上戴入了一个新的全瓷牙冠

Lee等（2015）报告了1例，该患者表现为上颌前部单颗种植体周水平向和垂直向软组织缺损。使用唇系带切口和骨膜上隧道方法［改良经前庭骨膜上隧道入路（VISTA）技术，最初由Zadeh在2011年描述］，通过放置在种植体颊侧组织下方的CTG来进行软组织增量。据作者介绍，这一新技术可使组织高度和宽度增加，在种植体修复中具有应用潜力。

必须指出的是，文献中介绍的所有治疗都在上颌美学区。

图4a～h展示了这种治疗方法在下颌区域的应用。软组织开裂仅约1mm，但患者对美学效果不满意并要求治疗。

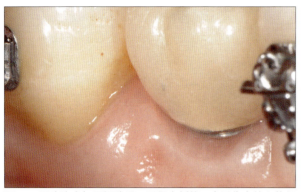

图4a　正畸治疗打开间隙后，下颌右侧第一磨牙位点植入软组织水平种植体

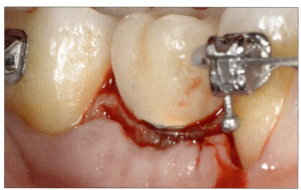

图4b　翻颊侧半厚瓣，未做垂直切口，保持解剖龈乳头完整，以便于瓣关闭

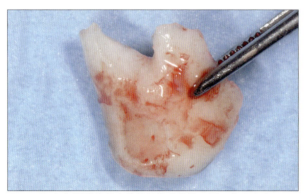

图4c　取自上颌结节的大块软组织移植物，用刀片去上皮

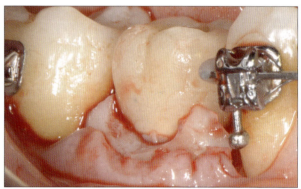

图4d　将结缔组织置于准备好的软组织瓣信封中，围绕种植体颈部

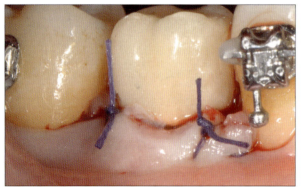

图4e　用4-0薇乔缝线间断缝合将黏膜瓣冠向固定以完全覆盖CTG

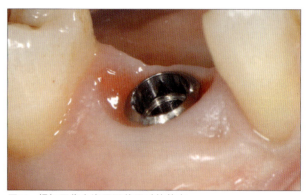

图4f　螺钉固位全瓷牙冠戴牙时的状态

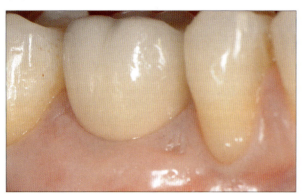

图4g　1年之后的颊侧观

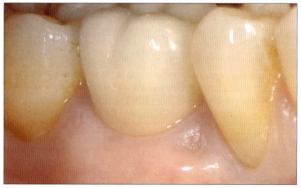

图4h　4年之后的颊侧观

多次治疗

由于可用结缔组织的量通常有限，如果第一次治疗未达到完全覆盖，则不能排除二次治疗。Hidaka和Ueno（2012）介绍了一个病例，其中上颌左侧中切牙位点种植体上方基台暴露了3mm。他们通过两次手术的方法矫正了黏膜退缩。作者围绕开裂区域制作一个半厚黏膜口袋。将上皮下CTG通过7-0尼龙缝线放置并固定在根方位置。用黏膜瓣覆盖移植物后，将瓣向冠向推进并用7-0尼龙缝线固定。在12个月后，受区被角化黏膜覆盖。然而，种植体和相邻侧切牙之间的颊侧龈乳头形态凹陷。为了解决第一次移植后的黏膜退缩，使用相同的技术进行了二次移植。作者报告说，在二次移植后9个月，取得了令人满意的结果，边缘软组织水平稳定。

我们很容易假设，如果对种植体/基台组件进行调磨修整，需要做两次手术的可能性会减少。然而，我们需要在两次手术风险和降低种植体/基台抗疲劳断裂能力的风险之间进行仔细权衡。

图5a～m显示了一个需要两次手术才能实现开裂完全覆盖的治疗示例。

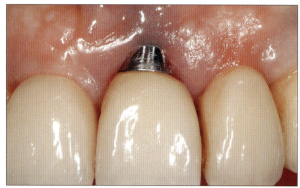

图5a 种植体植入5年之后，周围软组织开裂（RN，直径4.1mm，长度10mm；Institut Straumann AG）

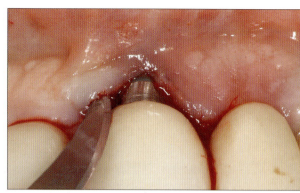

图5b 梯形半厚瓣，略微外敞的垂直切口直至牙槽嵴黏膜。使用12b刀片进行第一个水平切口

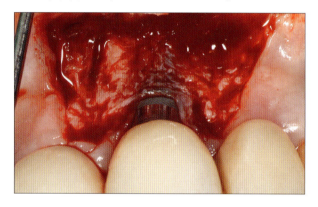

图5c 暴露的种植体表面用24%EDTA（Prefgel，Institut Straumann AG）处理2分钟，然后用1%葡萄糖酸氯己定凝胶（Corsodyl 牙科凝胶；GlaxoSmithKline，Baranzate，Italy）再处理2分钟。之后用无菌生理盐水溶液彻底冲洗，但没进行机械处理。随后，解剖龈乳头完全去上皮

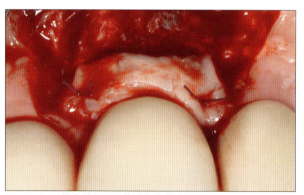

图5d CTG就位并用6-0薇乔缝线缝合

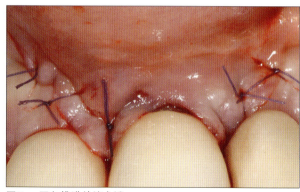

图5e 冠向推进并缝合瓣

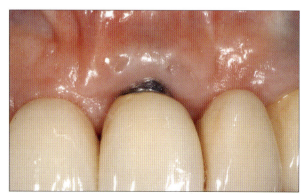

图5f 愈合7个月之后。软组织开裂减少，但未达到完全覆盖

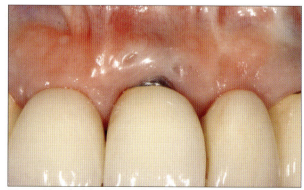

图5g 第一次手术2年后，附着黏膜的爬行进一步减少了黏膜退缩。由于患者有很高的美学期望，因此计划进行第二次手术

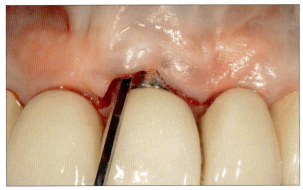

图5h 半厚瓣

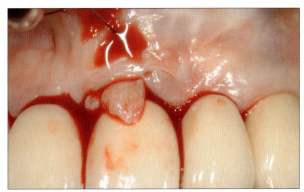

图5i CTG插入种植体支持式修复体的唇侧

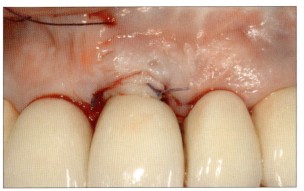

图5j CTG固定在种植体颈部周围

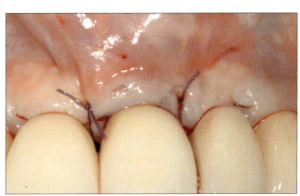

图5k 用4-0薇乔缝线间断缝合固定瓣以完全覆盖CTG

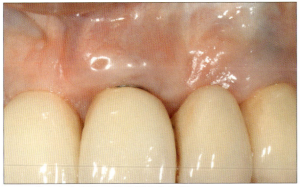

图5l 第二次手术后3个月早期愈合良好

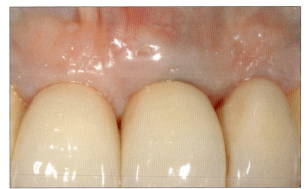

图5m 第二次手术后3年的美学效果（基线后7年）。获得了完全覆盖和组织的成熟稳定

结缔组织移植物的代用品

近年来，研究人员一直在努力寻找一种软组织移植代用品，该代用品可以产生角化组织并增加软组织厚度以免于开辟供区。理想情况下，该代用品可以无限量地商品化供应。

脱细胞真皮基质移植物（ADM）作为牙龈退缩覆盖的替代方案已被提出并在多个国家应用。

Mareque-Bueno（2011）展示了ADM与冠向推进瓣新技术的结合使用，以治疗上颌侧切牙种植体颊侧3mm的软组织退缩。在种植体的近中及远中做三角形切口，切口的冠方部分设计为对接切开，根方部分斜形切开。瓣为半厚瓣，以便切口之间的三角形区域去上皮之后，它可以在ADM上冠向移动。修整ADM至合适的尺寸，并放置在三角形切口冠方边缘正下方的缺损处。使用6-0聚丙烯缝线将瓣和移植物间断缝合固定。然后垂直褥式缝合以将瓣保持在更冠方的位置。愈合2周后拆线。6个月后，即使在黏膜退缩不超过3mm的情况下，也只实现了部分缺损覆盖；颊侧探诊深度为2mm，治疗区域存在足够的角化牙龈。尽管作者报告说患者对整体治疗结果感到满意，但有观察者对手术的整体收效持保留态度。

Anderson等（2014）发表了一项随机对照临床试验，比较上皮下结缔组织移植物（SCTG）与ADM的治疗效果。两者均结合冠向复位瓣，在13个表现出种植体周软组织开裂的单颗牙病例中应用，缺陷类型包括黏膜退缩、薄组织表型、轮廓凹陷，或以上的组合。作者报告，从基线到术后6个月，两组都获得了软组织厚度的增加（SCTG，63%；ADM，105%），改善了轮廓的凹陷（SCTG，82%；ADM，96%），并增加了黏膜退缩的覆盖率（SCTG，40%；ADM，28%）。临床医生的评价确认了两组的美学改善，而患者的美学评价则没有改变。ADM受试者的创口愈合有更多的不确定性。虽然作者得出结论，SCTG和ADM都有可能减少最终修复后的黏膜退缩，但鉴于样本量小且研究的影响因素众多，应谨慎解释这些结果。

最近的一项多中心研究中，Schallhorn等（2015）提出了一种使用猪胶原蛋白基质的外科手术方法。该研究中，30名患者的35颗种植体表现为黏膜透灰或轮廓凹陷或角化组织不足2mm宽。在种植体颊侧做沟内切口并向相邻天然牙延伸一个或半个牙位，以翻开半厚瓣，制作口袋瓣。修整胶原基质，作为移植物放置于种植体颊侧，如果允许，通过悬吊缝合或将其缝合至舌侧组织进行固定。6个月之后，胶原蛋白基质增加了软组织厚度，并在现有种植体周创造了更多的角化组织。但不同种植体之间的治疗效果差异明显。虽然黏膜厚度和角化组织宽度的增加具有统计学意义，但黏膜透灰或软组织轮廓没有显著变化。尽管作者鼓励进一步的研究来证实和扩展这一系列病例的结果，但很难相信这种猪胶原蛋白基质可作为结缔组织移植物的代用品发挥重要作用。

相邻位点的处理

据我们所知，文献中的所有病例都仅限于单个牙位的黏膜退缩。图6a～k展示了一名女性患者的病例，该患者涉及两颗相邻软组织水平种植体的黏膜退缩。

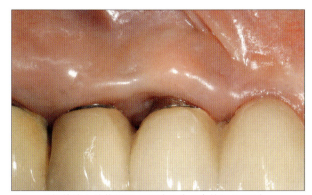

图6a 1年前植入的软组织水平种植体周有软组织开裂

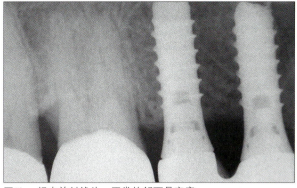

图6b 根尖放射线片。正常的邻面骨高度

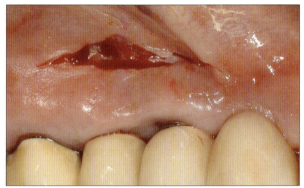

图6c 在膜龈联合线旁做水平切口之后，创建了一个骨膜下隧道，近远中分别延伸一个牙位

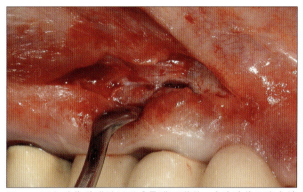

图6d 冠向移位黏膜瓣以形成骨膜下隧道，允许边缘无张力地在冠方重新定位

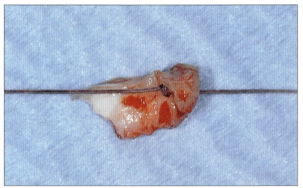

图6e 取自上颌结节的厚结缔组织移植物，固定在可吸收缝线上

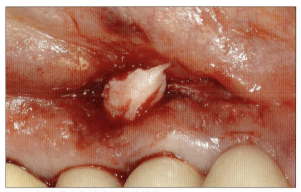

图6f 插入袋中的结缔组织移植物

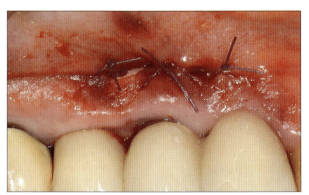

图6g 水平切口用可吸收缝线间断缝合固定

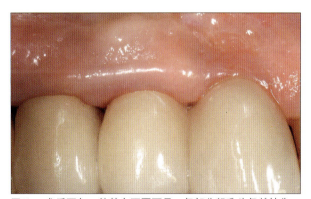

图6h 术后两年。钛基台不再可见，但部分龈乳头仍然缺失。菌斑控制并不理想，尤其是在桥体悬臂区域。重新指导患者强化口腔卫生维护

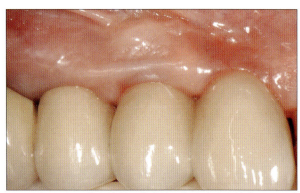

图6i　术后4年。菌斑控制显著改善，龈乳头完全填满了两颗种植体之间的空间

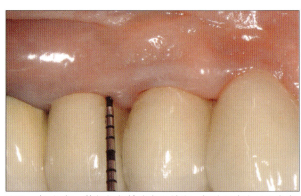

图6j　术后5年。软组织保持稳定和健康，探诊深度小且无出血

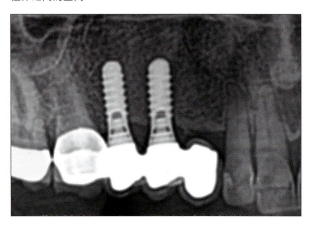

图6k　曲面体层放射线片。术后9年邻面骨高度正常

游离龈移植物

正如Roccuzzo等（2016）所指出的，当需要增加前庭深度、去除异常系带或减少口腔卫生维护中的疼痛时，可以使用游离龈移植物。但这种方法不是解决种植体周软组织开裂最有效的技术。这已在第4.1章节中详细描述。

在本书出版时，已有一项研究描述了使用游离龈移植物覆盖单颗种植体周软组织开裂的情况。Fickl（2015）展示了使用这种移植物治疗角化黏膜缺乏的下颌切牙种植体轻度黏膜退缩的病例。在根向重新定位膜龈边界和去除种植体表面污染以后，成功地固定游离龈移植物以覆盖种植体的开裂。作者表示，"完全覆盖种植体周黏膜退缩的可预期性很低。种植体周轻度（1～2mm）黏膜退缩的缺损似乎可以通过冠向复位瓣和上皮下结缔组织移植物来控制。"事实上，本节介绍的第一个病例上颌右侧侧切牙种植体颊侧轻度黏膜退缩，就是采用冠向复位瓣和结缔组织移植物来完成的治疗。

另一种方案：引导骨再生

在回顾性临床系列病例中，Le等（2016）首次介绍了使用引导骨再生（GBR）方法治疗美学区植入部位的软组织开裂。其基本原理是基于牙龈/黏膜高度受其下方骨位置影响的观点，即种植体周骨丧失导致了软组织退缩。

该研究纳入了种植体骨丧失仅限于唇面的患者。受试者接受了GBR手术以解决骨缺损。在取下修复体并放置愈合帽后，沿远中邻牙龈缘做沟内切口和远中垂直向弧形切口。翻全厚黏骨膜瓣暴露种植体的唇侧，露出待治疗区域2～3倍的面积，龈乳头位于种植体的近中侧。用刮匙去除骨缺损表面的组织，并冲洗该部位以去污染。对骨膜进行离断减张来冠向移动种植体周软组织，从而实现无张力缝合。在GBR手术过程中使用了同种异体矿物质移植物和可吸收膜，并在种植体平台下方3～4mm处放置表面粗糙的钛帐篷螺钉来修复上颌前部的不美观缺损。

经过4个月的非潜入式愈合后，制作了螺钉固位的临时修复体，最终修复体在4～5个月后戴入。治疗1年后，种植体中部颊侧骨平均厚度增加了1.84mm。软组织厚度、角化组织宽度和牙龈高度分别显著增加了1.28mm、1.29mm和1.23mm。作者得出结论，使用同种异体替代材料和异种膜有效地增加了上颌前部美学区的硬组织和软组织尺寸。

远期效果

Zucchelli等（2019）首次报告了一种新型手术/修复方法用于治疗单颗种植体周颊侧软组织开裂的5年临床和美学效果。20名美学区单颗种植体周出现颊侧软组织开裂的患者接受了以下治疗：取下种植体支持式牙冠、调改种植体基台、冠向推进瓣联合结缔组织移植物以及戴入最终修复体。治疗后第一年，患者每年复诊3次，直到5年后的最终临床评估。参加本研究的20名患者中，有19名在5年后完成了这项研究。在这5年之后，总共实现了平均99.2%的软组织开裂覆盖率，其中79%完全覆盖。与第一年相比，5年时口腔软组织厚度和角化组织宽度的增加具有统计学意义。美学评估显示视觉模拟量表（VAS）得分很高，1年和5年之间没有统计学差异。在基线和5年之间观察到红色/白色美学评分（PES/WES）的统计显著改善，但在1～5年之间没有显著差异。作者得出结论，成功的美学效果和开裂软组织的覆盖结果在5年内保持良好。严格的术后随访制度和对刷牙的重视可能对长期维持开裂软组织覆盖结果至关重要。

最近，Roccuzzo等（2019）报告了上颌单颗软组织水平种植体周轻度软组织开裂的5年治疗结果。最初的人群包括16名在单个上颌种植体颊侧出现软组织退缩的患者。将取自上颌结节的结缔组织移植物置于半厚黏膜瓣下方。治疗后，患者接受个性化的牙周支持治疗。两名患者失访；在最终检查前，1颗种植体因种植体周炎被拔掉。5年后，13名中有8名（62%）观察到移植物完全覆盖。软组织开裂的平均覆盖率为86%。患者的美学评估显示出持续的高VAS评分。作者得出结论，治疗单个种植体周颊侧软组织开裂，结合定期的牙周支持治疗，在大多数患者中获得了良好的美学和功能效果。

致谢

临床程序（图1）

Prof. Giovanni Zucchelli, Dr. Martina Stefanini–University of Bologna, Italy

修复程序（图1）

Dr. Giuseppe Pellitteri–Bolzano, Italy

技工室程序（图2～图6）

Francesco Cataldi–Torino, Italy

5.2.1 治疗种植体周软组织开裂的隧道技术

A. Sculean

新证据表明，隧道技术的各种改良可成功治疗单个和多个上下颌牙龈退缩（Aroca等，2010，2013；Sculean等，2014b，2016，2017a，2017b；Sculean和Allen，2018）。

隧道技术的新改进——改良冠向推进隧道（MCAT）和侧向封闭隧道（LCT），是由全厚和半厚的口袋或隧道/瓣组合而成，结合瓣冠向或侧向位移——已被证实在不同位置的应用取得了很好的结果，包括非常深的下颌区的黏膜退缩（Sculean等，2014b，2016，2017a，2017b；Sculean和Allen，2018）。

MCAT和LCT具有以下优势：

- 无需或极少需要进行垂直切口并可保持龈乳头完整，从而促进该区域的血管化并稳定隧道瓣。
- 通过隧道瓣的冠向或侧向移位可获得可预期的软组织覆盖，以完全覆盖并保护软组织移植物。

研究还表明，MCAT与上皮下结缔组织移植物（SCTG）相结合，出色地实现了上颌美学区单颗和多颗天然牙牙龈退缩的覆盖，最大限度地减少了更换修复体的必要（Sculean等，2017）。

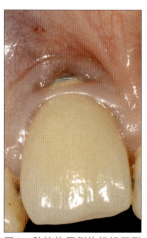
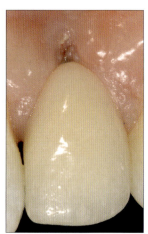

图1　种植体唇侧软组织开裂影响美观和清洁

图2　种植体唇侧软组织开裂影响美观和清洁。开裂位点缺乏附着的角化黏膜

如果种植体位于可接受的颊舌向位置，绝大部分位于骨组织内，且没有种植体周炎的迹象，MCAT和LCT也可用于治疗轻度的（2～3mm）种植体周软组织开裂（图1和图2）（Sculean等，2017a）。

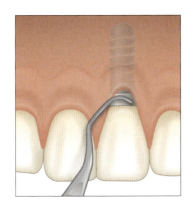

图3 用钛刮匙清洁暴露的种植体表面

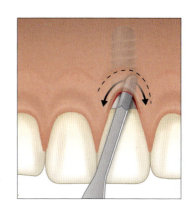

图4 做沟内切口便于随后的隧道刀垂直穿透

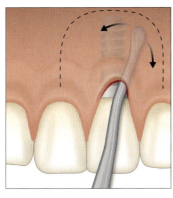

图5 通过小心地垂直和侧向移动隧道刀对隧道进行全厚预备

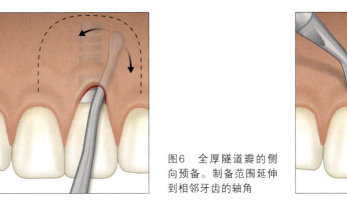

图6 全厚隧道瓣的侧向预备。制备范围延伸到相邻牙齿的轴角

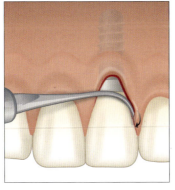

图7 使用专门设计的隧道刀（Sculean–Aroca）抬起龈乳头，以使隧道边缘实现冠向或侧向移位

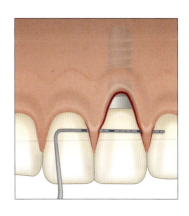

图8 预备好的隧道。牙周探针可以通过待治疗牙位的近远中龈乳头

MCAT和LCT的手术技术包括以下步骤：

- 局部麻醉后，使用钛刮匙和/或气压抛光装置清洁暴露的种植体表面，喷砂抛光粉末为甘氨酸和/或赤藓糖醇粉末（图3）。

- 使用显微手术刀片做沟内切口，以促进隧道刀进入黏膜下区域，从而形成全层隧道（图4）。隧道式瓣垂直向预备需超过膜龈联合处，并向近中和远中延伸，直至相邻的牙间龈乳头的下方，但需保持龈乳头的完整（图5～图9）。

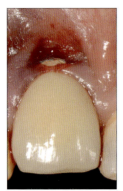

图9 预备好的隧道
（图1所示的病例）

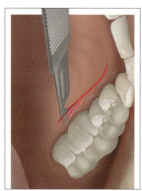

图10 使用#15或#15c刀片垂直于上腭黏膜表面进行第一个切口

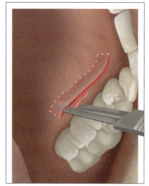

图11 第二个切口平行于腭上皮以分割下方的结缔组织

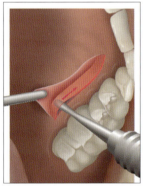

图12 第三个深切平行于骨面，使用骨膜剥离器小心地分离结缔组织移植物

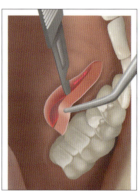

图13 使用#15或#15c刀片获取SCTG

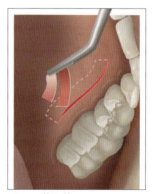

图14 获取的SCTG

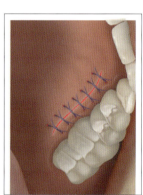

图15 缝合后的上腭

- 如果认为有必要，使用显微手术刀片或传统的#15C手术刀片从黏膜瓣内部离断系带、肌肉纤维或插入的纤维，直到实现黏膜瓣的无张力冠向移动。如果需要，也可以使用专门设计的隧道刀（Sculean-Aroca；Stoma，Liptingen，Germany）轻轻地离断龈乳头附着（图7）。但是，必须注意不要破坏牙间龈乳头组织，避免黏膜瓣穿孔。

- 隧道准备后，使用单切口技术（图10～图14）（Hürzeler和Weng，1999；Lorenzana和Allen，2000）获取1～1.5mm厚的腭部SCTG。

- 取下移植物后立即用连续缝合、褥式缝合、悬吊缝合或只用间断缝合等关闭供区（图15）。

- SCGT被拉入隧道并用间断缝合或褥式缝合固定在隧道瓣的内侧。使用悬吊缝合将移植物压迫在暴露的种植体表面，并在口内打结（图16和图17）。

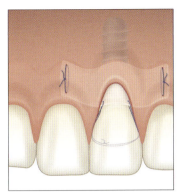

图16 使用水平褥式缝合在隧道中对SCTG进行近中和远中固定。使用悬吊缝合将移植物缝合覆盖种植体暴露的部分

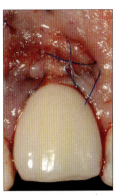

图17 将SCTG固定于种植体的暴露部分（图1所示病例）

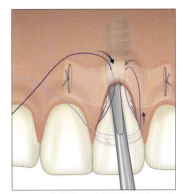

图18 隧道瓣通过悬吊缝合向冠向移动。骨膜剥离器插入SCTG和黏膜之间，以避免针头和SCTG之间的接触

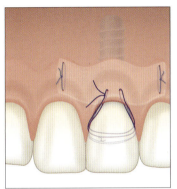

图19 冠向缝合隧道瓣以覆盖SCTG和开裂的黏膜

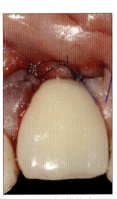

图20 缝合隧道（图1所示病例）

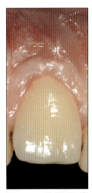

图21 黏膜退缩完全覆盖（图1所示病例）

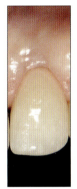

图22 黏膜退缩完全消退（图2所示病例）。角化黏膜显著增加

- 最后，隧道瓣或者使用悬吊缝合（用于MCAT）冠向推进，或者只用间断缝合侧向关闭创口（用于LCT），以完全覆盖SCTG和软组织开裂（图18～图20）。

术后方案包括给予抗感染或镇痛药物2～3天，或酌情全身应用抗生素。通常在术后最初的2～3周内用0.2%、0.1%或0.12%的葡萄糖酸氯己定溶液冲洗，每天两次，每次1分钟，以确保感染控制。

上腭缝线在手术后7～10天拆除，而受区的缝线在2～3周后拆除。拆线后，指导患者如何机械清洁手术部位：使用超软毛手动牙刷，要求患者采用竖刷法刷牙，术后1个月逐渐恢复正常的口腔卫生习惯。定期复查，在术后1、3、6和12个月针对天然牙和种植体进行龈上洁治和个性化设计的口腔卫生指导。在第6个月和第12个月时评估临床效果（图21和图22）。

6 临床病例介绍

6.1 美学区种植和多发牙龈退缩的根面覆盖

S. Aroca

主诉

一名47岁的女性被她的全科牙医转诊，要求治疗广泛性牙龈退缩和因牙根外吸收而需拔除的上颌左侧中切牙。患者有很高的美学期望。她主要关心的是前牙的外观及其"伸长"。患者没有上颌左侧中切牙牙根外吸收相关的症状，是经她的医生检查而被告知。

临床检查显示上颌从右侧第一前磨牙至左侧第一前磨牙多个牙位的唇侧有牙龈退缩，牙周状态稳定，菌斑控制良好（GI=0；PI<10%）（表1；图1）。锥形束计算机体层成像（CBCT）证实了上颌左侧中切牙的牙根外吸收。唇侧皮质骨的缺损很明显（图2a，b）。

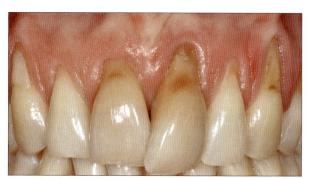

图1 多个位点牙龈退缩

表1 初诊时的牙周指数

PD	14	13	12	11	21	22	23	24
近中	2	2	2	1	2	1	2	3
远中	2	3	2	2	3	2	2	2

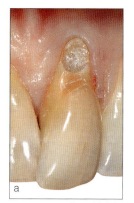
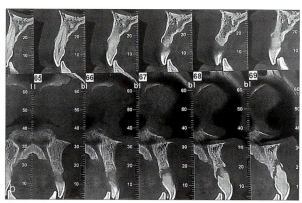

图2a，b 上颌左侧中切牙牙根外吸收的临床和CBCT

通过使用改良隧道技术，实现从上颌右侧第一前磨牙至左侧第一前磨牙的多颗牙齿根面覆盖（Aroca等，2013）。患者详细了解了关于根面覆盖手术的两个选项：

- 从上腭获取结缔组织移植物。
- 使用胶原蛋白基质作为移植材料进行软组织增量。

在详细解释了手术过程、风险和收益后，患者选择了第二种方案并同意了手术程序。

治疗程序

从上颌右侧第一前磨牙至左侧第一前磨牙的所有牙齿通过切角处的复合树脂进行夹板粘接，以用于悬挂缝线。在治疗的第一阶段，保留了上颌左侧中切牙以更好地为冠向复位的隧道瓣提供支持（Azzi和Etienne，1998；Aroca等，2010；Aroca等，2013），将修剪过的30mm×40mm胶原基质放置在黏膜瓣的下方（Mucoderm；Botiss Biomaterials，Zossen，Germany）（图3a，b）。

由于牙齿旋转，上颌左侧中切牙的可用近远中间隙较对侧同名牙存在差异。第一阶段手术后的6个月，在拔除上颌左侧中切牙之前先进行正畸治疗以增加上颌左侧中切牙位点的近远中距离。拔除上颌左侧中切牙后，根据GBR原则进行牙槽嵴保存术。将Bio-Gide胶原膜放置在拔牙窝软组织袋内表面和颊侧骨板之间，确保膜的大小超过骨缺损的

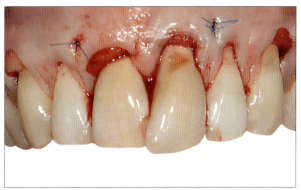

图3a 将胶原基质放置于隧道下并用缝线固定（6-0丙烯缝线和5-0聚乳酸缝线910；Ethicon）

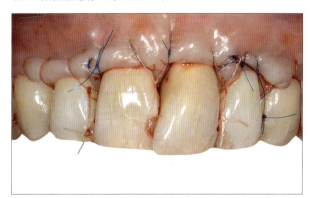

图3b 胶原基质被冠向推进的隧道瓣完全覆盖，并通过缝线悬挂于天然牙邻面接触点

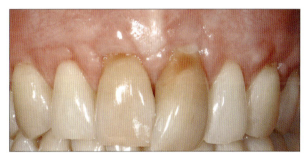

图4 愈合3周之后

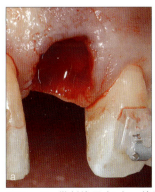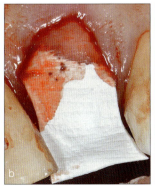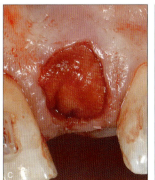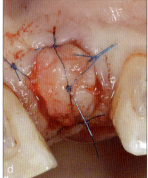

图5a~d 微创拔牙（a）。放置Bio-Gide胶原膜（b）。Bio-Gide胶原膜保护去蛋白牛骨矿物质颗粒（c）。结缔组织移植物（CTG）封闭拔牙窝（d）

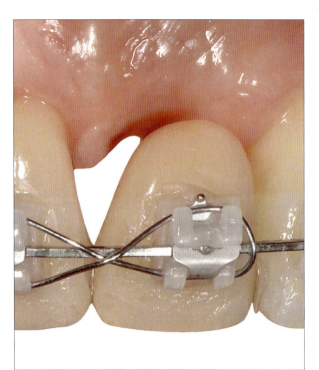

图6　3个月时的临床情况。上颌左侧中切牙位点的近远中距离扩大

边界。拔牙窝内填充去蛋白牛骨矿物质（Bio-Oss和Bio-Gide；Geistlich，Wolhusen，Switzerland）（图5a～d）。使用单切口技术（Hürzeler和Weng，1999）用上腭获取的结缔组织移植物（CTG）关闭拔牙创口。切口范围从尖牙的远中面至第二磨牙的近中，以获得足够尺寸的结缔组织移植物（CTG）来封闭拔牙窝。用改良的水平褥式缝合（5-0 polyglactin 910，Vicryl；Ethicon，Johnson & Johnson，New Brunswick，DE，USA）关闭供区。

牙槽嵴保存术后6个月，植入种植体并使用隧道方法（Aroca等，2010；Aroca等，2013）（RC BLT，直径4.1mm，长度8mm；Institut Straumann AG，Basel，Switzerland）和来自上腭的结缔组织移植物扩增黏膜边缘轮廓（图7）。

手术完成后，立即戴入临时修复体。图8a，b显示了临时修复体就位后3周时的临床和放射线情况。

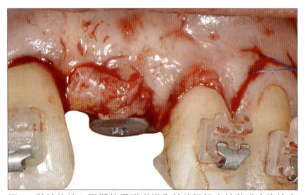

图7　种植体植入同期使用隧道瓣和结缔组织支持黏膜边缘轮廓

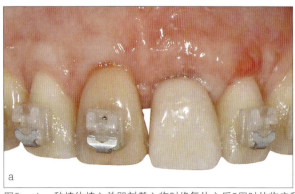
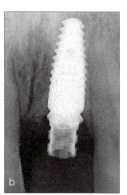

图8a，b　种植体植入并即刻戴入临时修复体之后3周时的临床和放射线片

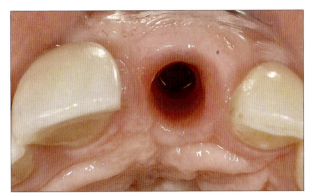

图9 种植体植入1年后的殆面观

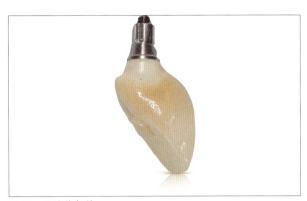

图10 最终修复体

在最终修复2.5年后，所有牙龈退缩部位均被成功覆盖，种植体周软组织和硬组织稳定（图11和图12）。

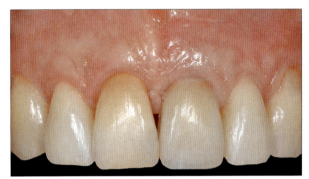

图11 修复体戴入后2.5年

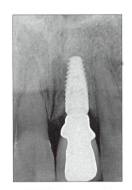

图12 修复体戴入后2.5年的根尖放射线片

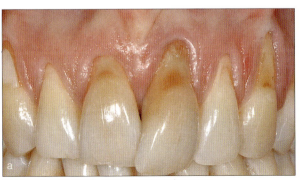

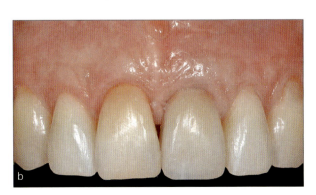

图13a，b 治疗前与修复后2.5年的临床对比

讨论

改良隧道技术由Azzi和Etienne（1998）以及Aroca等（2010，2013）首次描述。"隧道"瓣是通过全厚剥离延伸至膜龈联合根方和每个龈乳头，因此该瓣可以在没有张力的情况下向冠方移动。使用Gracey刮治器非常小心地离断黏膜瓣内侧的肌纤维以及残留的胶原纤维束，以避免瓣穿孔并获得瓣和龈乳头的被动冠向定位。

然后将胶原基质插入退缩部位的改良隧道瓣内，并通过缝线向隧道的近远中端侧向拉伸。在完成胶原基质的侧面定位后，用盐水溶液冲洗该部位以去除血凝块。然后将瓣冠向定位，略超过釉牙骨质界，并在接触点周围悬挂缝线（Azzi和Etienne，1998；Aroca等，2010；Aroca等，2013）（图3b），从而可以完全覆盖胶原基质。

这种方法在治疗Miller Ⅰ 类、Miller Ⅱ 类和Miller Ⅲ 类多牙位牙龈退缩的根面覆盖效果已被证明非常有效（分别为90%和83%）（Aroca等，2010；Aroca等，2013）。

该技术不仅可以覆盖暴露的牙根面，还可以增加整个前部区域的组织厚度，包括拟种植位点。

牙龈表型（薄与厚）在牙种植领域中至关重要，特别是在美学区种植中，厚的组织表型意味着较小的黏膜退缩风险（Evans和Chen，2008）。

牙槽嵴保存可以有利于维持牙槽嵴形态和体积，减少拔牙后骨改建的影响（Mardas等，2015；MacBeth等，2017；Avila-Ortiz等，2019）。

6.2　治疗种植体周软组织开裂的牙周成形术和修复流程

P. Casentini

一名30岁的女性由她的全科牙医转诊，以评估先天缺失上颌侧切牙先前种植修复的美学并发症。

患者的主诉是微笑时不够美观。10年前，她接受了种植治疗以修复两颗先天缺失的切牙。在初始治疗后，患者对整体治疗结果感到满意，但在接下来的几年中，美学效果逐渐恶化。

她的既往史未涉及其他牙齿的疾病或牙周疾病。该患者未服用任何药物，全身健康状况良好。她对治疗结果的美学预期客观现实。

口外检查显示笑线较高，上颌第一磨牙前方的牙齿和周围软组织完全暴露（图1）。

口内检查显示，上颌右侧侧切牙和左侧侧切牙有两个不对称的种植体支持式粘接修复体，基台暴露，种植体周软组织变色（图2）。

软组织表型为薄龈表型且呈现弧线形，相邻天然牙有轻微的牙龈退缩。种植体周探诊深度为2～4mm，无探诊出血。患者口腔卫生良好，全口菌斑评分（FMPS）低于15%，全口探诊未显示任何深度超过3～4mm的牙周袋。

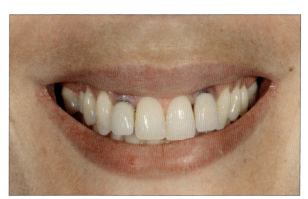

图1　患者高位笑线，广泛暴露上颌前牙

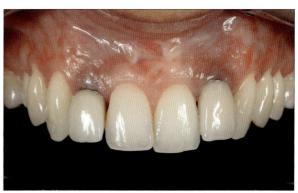

图2　上颌前牙正面观，上颌右侧侧切牙和左侧侧切牙位点的两个种植体支持式修复体不对称，基台暴露，周围软组织变色

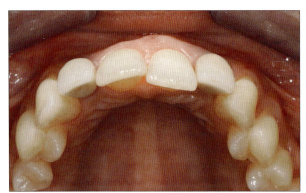

图3 上颌前牙殆面观，突出显示两个牙冠的位置偏颊

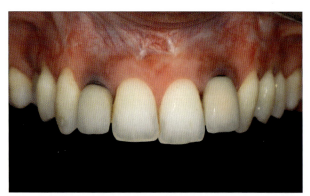

图4 上颌前牙正面观，用偏振光拍摄的口内照片突出了种植体周软组织变色

中切牙错位。殆面视图证实了轻微的切牙拥挤和侧切牙的颊侧错位（图3）。

使用偏振光拍摄的口内照片证实并突出显示种植修复体颊侧软组织变色（图4）。

根尖放射线片显示种植体骨结合充分，冠方存在有限的骨改建（图5和图6）。

美学分析

按照美学评分标准（Magne和Belser，2002），以下方面造成了该患者的美学缺陷（图7）：

- 两颗侧切牙形状不同；牙冠长度有明显差异。
- 两颗侧切牙的牙长轴外展，而非轻度向中线聚拢。

- 软组织水平高低不同：特别是与相邻牙相比，上颌右侧侧切牙位点的软组织水平偏冠方，上颌左侧侧切牙位点的软组织水平靠根方。
- 两颗中切牙切端水平不同。

治疗计划

根据临床情况和放射线检查结果判断，保留现有种植体是可行的，并且在创伤和成本方面似乎是更方便的选择。另一种治疗选择是取出现有种植体并在软组织和硬组织增量后植入新的种植体；这种方案被认为侵入性太强。因此制订了以下治疗方案：

- 初步正畸治疗，以缓解拥挤和改善牙齿排列。
- 去除旧修复体并放置新的临时修复体。
- 如果可能，取出或重塑旧的种植体基台。

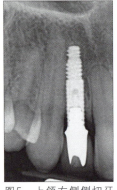 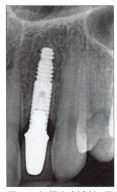

图5 上颌右侧侧切牙种植体的根尖放射线片

图6 上颌左侧侧切牙种植体的根尖放射线片

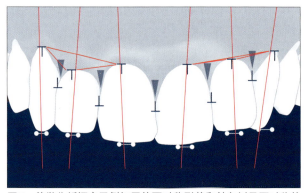

图7 美学分析证实了侧切牙的不对称形状和轴向以及不对称的龈缘位置。两颗中切牙切缘不齐

- 牙周成形术，增加种植体周软组织的厚度，调整种植体周软组织边缘至未来修复体的最佳位置，以及治疗相邻天然牙的牙龈退缩。
- 为上颌双侧侧切牙种植体制作新的全瓷修复体进行最终修复。

患者出于经济和时间的考量拒绝了正畸治疗，并希望尽可能将牙周成形术局限在种植部位。她同意了治疗计划的其余部分，并签署了书面知情同意书。

初步修复治疗

取下旧修复体后（图8和图9），旋松基台螺丝并将肩台的边缘完成线改为垂直边缘（图10）。该操作为软组织创造了更多的空间，是软组织移植之前的重要一步（Zucchelli等，2013b）。基台取下后探查种植体周，无深袋和探诊出血。

重新连接基台后（图11），将两个树脂临时修复体用自凝树脂重衬并粘接于基台上（图12）。

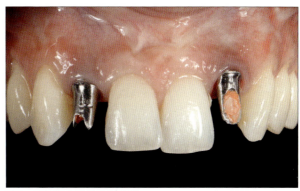

图8　取下修复体后的正面观

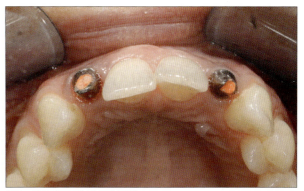

图9　取下修复体后的𬌗面观

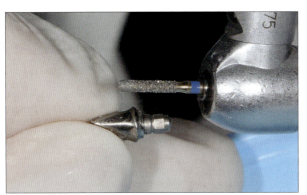

图10　基台的边缘完成线从浅凹肩台修改为垂直边缘

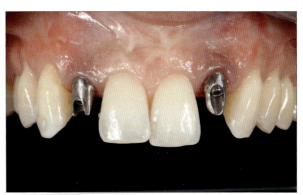

图11　完成修整后，基台重新连接于种植体

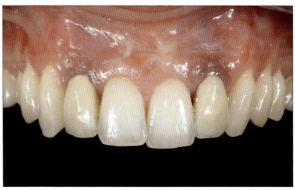

图12　上颌右侧侧切牙于左侧侧切牙临时修复体粘接后上颌前牙正面观

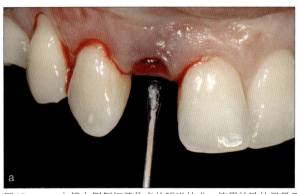 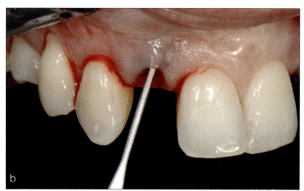

图13a～c　上颌右侧侧切牙位点的隧道技术：使用特殊的显微手术刀片创建隧道

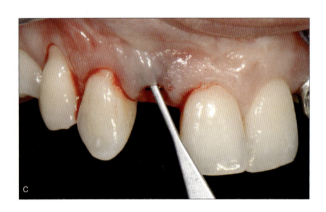

牙周成形术

　　由于上颌右侧侧切牙位点和上颌左侧侧切牙位点的手术目标不同，因此为每个位点选择了不同的黏膜瓣设计。

　　在上颌右侧侧切牙位点，软组织边缘无需冠向推进；手术的主要目的是增加边缘软组织的厚度。因此选择使用隧道技术，该技术通常侵入性较小（与翻瓣相比）并意味着更快的愈合。相反，在上颌左侧侧切牙位点，手术目标是软组织边缘的冠向推进并结合软组织增厚，所以选择了带有结缔组织移植物的冠向推进瓣（CAF）。

　　手术在局部麻醉下分两步进行。

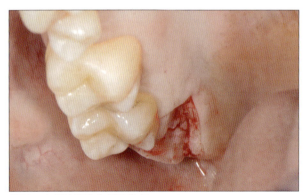

图14　上颌结节作为供区位点

　　上颌右侧侧切牙位点。取下修复基台以便于手术入路。然后用显微手术刀片（勺形2.0mm；Omnia，Fidenza，Italy）创建隧道（图13a～c和图14）。

　　创建隧道后，从上颌结节区域获取结缔组织移植物（图14）。

　　上颌结节作为结缔组织的供区有许多优点（Roccuzzo等，2014b），从这里可以获取没有脂肪组织的高质量、致密的结缔组织移植物，降低术后出血风险且没有严重的术后疼痛。

　　随后用#15C手术刀片对获取的组织进行修形和去上皮（图15）。

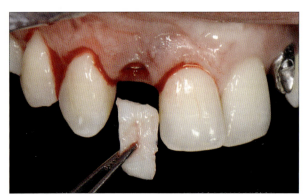

图15　插入隧道前的结缔组织移植物

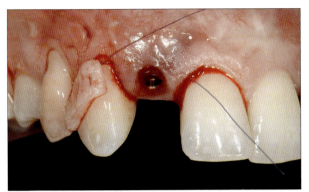

图16　用缝线将结缔组织移植物拉入隧道内

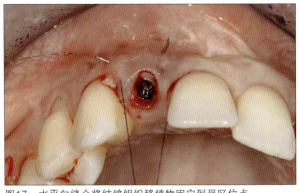

图17　水平向缝合将结缔组织移植物固定到受区位点

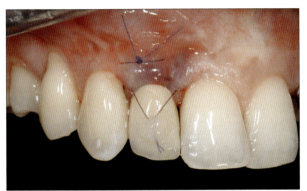

图18　粘固于临时修复体的悬挂缝线

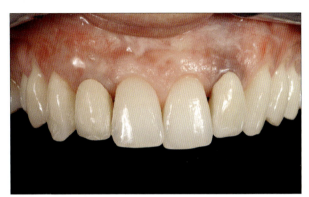

图19　上颌右侧侧切牙位点移植之后，上颌左侧侧切牙位点手术前的上颌前牙正面观

然后使用6-0可吸收聚乙醇酸缝线（Vicryl Ethicon；Johnson & Johnson Medical，New Brunswick，NJ，USA）将移植物拉入隧道内（图16）。另一根缝线将移植物水平固定在受区位点（图17）。最后，在临时修复体粘接后，用流动树脂将悬挂缝线粘在修复体上以垂直向稳定移植物（图18）。术后3周使用葡萄糖酸氯己定含漱液并服用非甾体类抗炎药以缓解疼痛。建议患者在3周内避免刷手术位点。

2周后拆线。无手术并发症，患者没有报告明显的症状。计划在术后6周对上颌左侧侧切牙位点进行手术（图19）。

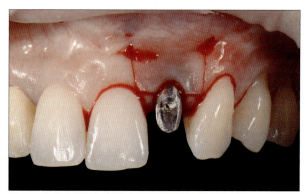

图20 上颌左侧侧切牙位点冠向推进瓣：瓣的设计

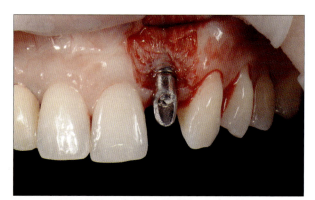

图21 上颌左侧侧切牙位点冠向推进瓣：翻半厚瓣

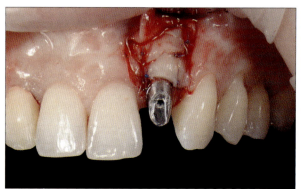

图22 上颌左侧侧切牙位点冠向推进瓣：结缔组织移植物，正面观

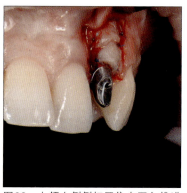

图23 上颌左侧侧切牙位点冠向推进瓣：结缔组织移植物。侧面观

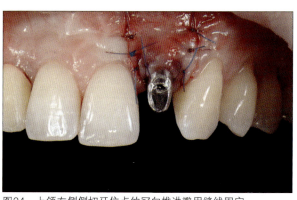

图24 上颌左侧侧切牙位点的冠向推进瓣用缝线固定

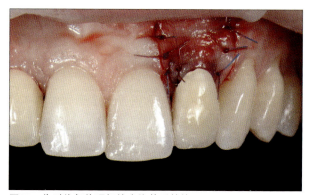

图25 临时修复体颈部轮廓修整后粘接

上颌左侧侧切牙位点。在取下临时修复体之后，翻梯形半厚瓣以促进移植物的血运重建。近中和远中的松弛切口延伸至膜龈联合根方2mm。将半厚瓣延伸超过膜龈联合，并离断肌肉纤维以使瓣在没有张力的情况下进行冠向推进（图20和图21）。

使用金刚砂车针抛光暴露的种植体表面（＜1mm），并用无菌盐水和葡萄糖酸氯己定凝胶冲洗。随后，从左上颌结节获取结缔组织移植物并去上皮，用可吸收7-0聚乙醇酸缝线（PGA；Stoma，Emmingen-Liptingen，Germany）固定于颊侧骨膜上（图22和图23）。

固定结缔组织移植物后，将瓣冠向推进以完全覆盖移植物。最后，用6-0可吸收缝线将瓣固定在最终位置（Vicryl Ethicon；Johnson & Johnson Medical，New Brunswick，NJ，USA）（图24）。磨短临时修复体以避免对软组织有任何根向压力，并在基台上重新粘接（图25）。术后指导和用药同第一次手术。

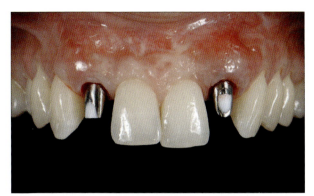

图26 牙周成形术后6个月的软组织愈合：正面观

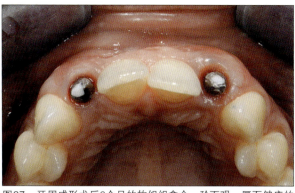

图27 牙周成形术后6个月的软组织愈合。殆面观。厚而健康的种植体周软组织

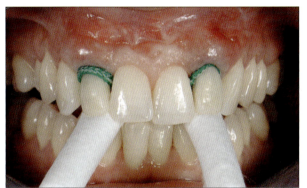

图28 用于最终修复体的终印模程序：用临时修复体轻轻推动排龈线

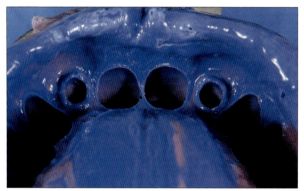

图29 聚醚印模（Impregum和Permadyne）

最终修复印模

愈合6个月之后，种植体周组织完全愈合，可以确认种植体周存在一层厚而稳定的软组织（图26和图27）。

基台的螺丝孔用白色复合树脂封闭，使用聚醚材料（Impregum和Permadyne；3M Espe，Seefeld，Germany）制取闭口印模以制作新的陶瓷冠。在取模之前，用放置于种植体龈沟内的排龈线轻轻推开软组织，并使用临时修复体帮助其进入（图28和图29）。

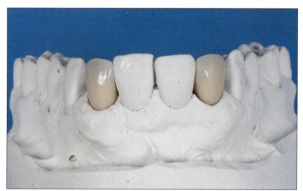

图30　用于制作最终金属烤瓷修复体的石膏模型

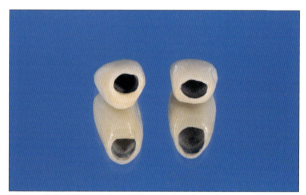

图31　石膏模型上的最终金属烤瓷修复体

戴入最终修复体

灌注工作模型并制作金属烤瓷修复体。为了优化美学效果，牙科技师设计了陶瓷边缘完成线（图30～图32）。

在验证了牙冠的密合性和美学效果之后，征得患者同意，使用玻璃离子水门汀（Rely-X Luting，3M Espe）将烤瓷修复体粘接就位，并小心去除多余的水门汀（图33～图36）。

修复体的最终效果显示了牙冠与周围软组织的良好整合以及患者微笑时的美学效果。牙冠粘接后的根尖放射线片证实种植体周骨水平稳定且没有水门汀粘接剂残留。患者表示对治疗结果完全满意。

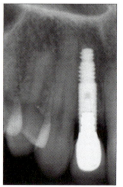

图32　带有陶瓷边缘完成线的金属烤瓷修复体

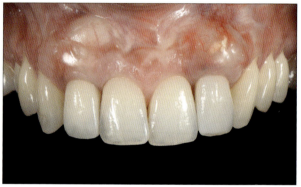

图33　金属烤瓷修复体戴入后上颌前牙的正面观

图34和图35　最终的放射线片

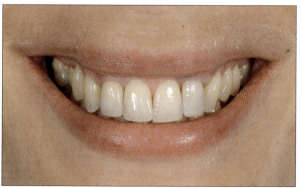

图36　治疗之后的微笑观

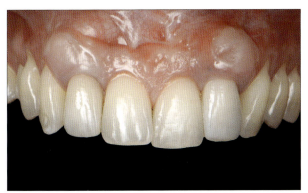

图37　3年之后的微笑正面观

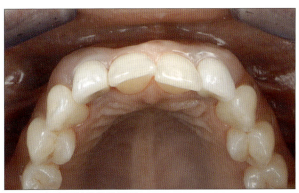

图38　3年之后的微笑殆面观

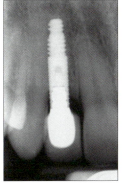

图39　3年之后上颌右侧侧切牙位点
的根尖放射线片

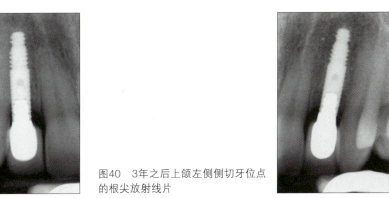

图40　3年之后上颌左侧侧切牙位点
的根尖放射线片

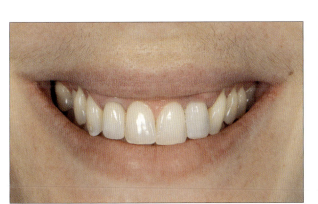

图41　3年之后的微笑口外观

3年随访

　　3年随访的临床和放射线检查显示，种植体周软组织和骨轮廓稳定，并保持了良好的美学效果。每6个月该患者会复诊一次以进行专业的口腔卫生检查，并始终维持着高水平的口腔卫生状态。在所有的随访中，均未在种植体部位检查到牙周探诊深度增加或探诊出血。根尖放射线片显示了稳定的种植体周骨水平。患者确认治疗效果满足了她的美学预期（图37～图42）。

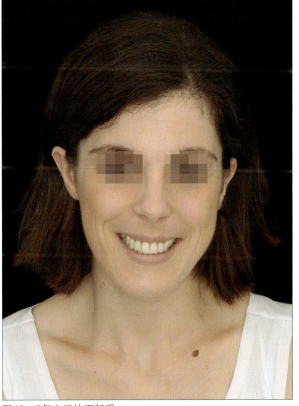

图42　3年之后的面部观

讨论

治疗种植体周软组织开裂的牙周成形术是牙种植学中一个相对新的话题。尽管科学证据有限，且主要局限于病例报告和病例系列报告，但最近一些前瞻性研究以及文献论述已经发表（Burkhardt等，2008；Zucchelli等，2013b，2018b；Roccuzzo等，2014b；Mazzotti等，2018）。与单纯的手术方法相比，修复和手术治疗联合（Zucchelli等，2013b）在解决软组织开裂方面似乎提供了最好的效果（Burkhardt等，2018；Roccuzzo等，2014b）。

因此，本病例的治疗第一步旨在改变原始种植体基台的形状，为软组织的自发增厚和随后的组织移植提供更多空间。两侧采用了不同的手术技术。在上颌右侧侧切牙位点，软组织边缘位置合适，治疗目标主要是软组织增厚，以避免基台透过软组织显露。隧道技术作为侵入性较小的技术成为不二之选（Zuhr等，2018）。

在上颌左侧侧切牙位点，理想的治疗效果不仅是软组织增厚，而且是软组织边缘通过冠向推进瓣向冠方移位。无论是哪一侧的手术，自体结缔组织均是首选的移植材料，研究已经证实其最佳的治疗效果（Anderson等，2014；Burkhardt等，2008；Zucchelli等，2013b；Roccuzzo等，2014b）和令人满意的长期效果（Zucchelli等，2018b）。

致谢

技工室程序

Alwin Schoenenberger, Vision-Dental-Chiasso, Switzerland and Busto Arsizio, Italy

6.3 种植体取出后的GBR和软组织增量以修复软组织和硬组织缺损

R. Cavalcanti, P. Venezia

近年来，牙种植越来越普及——然而，这种有时会过于普遍，以至于会出现一种特殊情况，即种植手术是由没有经过严格培训的医生来主刀实施的。

在处理因外伤、疾病或发育等原因导致的牙缺失时，种植牙是一种非常有价值的治疗手段。它能恢复牙列缺损甚至牙列缺失患者的美学和功能。然而，随着种植体的植入数量逐渐增加，新的证据表明，一系列种植并发症会随着时间的推移而出现，包括机械并发症甚至更严重的生物学并发症（Derks等，2016）。这对并发症的预防和治疗提出了新的挑战，以确保获得可预期的、稳定的长期效果。

现在，这些并发症已经极为常见（Giannobile和Lang，2016），通常不仅涉及硬组织，还涉及种植体周软组织，并且会影响种植体的寿命。因此有时需要取出种植体重新种植。

有学者提出了用于治疗种植体生物学并发症的方案，以保护受累的种植体、治疗骨缺损（Schwartz等，2012；Roccuzzo等，2011）和软组织缺陷（Burkhardt等，2008；Zucchelli等，2013b；Roccuzzo等，2014b）。然而，对于临床环境中遇到的不同并发症，并没有"放之四海而皆准"的治疗方案。关于何时应该取出种植体并重新种植的处理方案，其证据则更少。

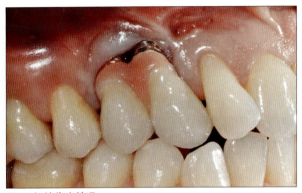

图1　初始临床情况

将种植体定义为无保留价值且需要取出的标准包括：

- 传统的保守治疗和手术治疗无效。
- 正常功能受损。
- 对相邻牙齿或种植体的健康和稳定造成危害。
- 由于进行性骨破坏，保留现有种植体会损伤未来进行种植体替换的可能性。

主诉

一名35岁女性，健康、身体状况良好，因使用种植体支持式修复体替换上颌右侧尖牙和第一前磨牙而出现美学问题（图1）。

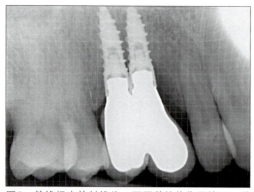

图2　基线根尖放射线片。两颗种植体位置接近，种植体周骨丧失

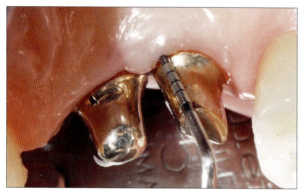

图3　两颗种植体腭侧探诊

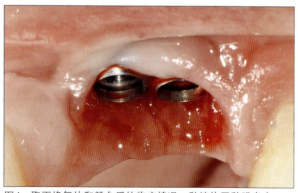

图4　取下修复体和基台后的临床情况。种植体周黏膜炎症

术前检查与诊断

　　患者天然牙列的近中和舌侧有附着丧失。天然牙存在一些牙龈退缩，特别是在后牙区段（S1、S3、S4和S6）。口内还有一些待更换的修复体。初始检查时，全口出血评分（FMBS）为54%，全口菌斑评分（FMPS）为62%，72%的位点牙周探诊深度（PPD）小于4mm；23%的位点探诊深度为4～6mm；5%的位点有超过6mm的深袋。

　　右上后牙区段S1在上颌右侧尖牙和第一前磨牙位点有种植体支持式修复体，修复体上的粉色饰瓷部分掩盖了颊侧大的黏膜退缩。上颌右侧第二磨牙与第三磨牙因龋拔除而缺失。

　　患者诉，两颗种植体及修复体均是在4年前置入的。放射线检查显示两颗种植体周有明显的骨丧失，特别是在两颗种植体之间空间严重受限的位置（图2）。种植体周显示探诊出血（BOP），两颗种植体之间可及9mm深袋（图3）。上颌右侧侧切牙颊侧倾斜，牙龈退缩约4mm，属于MillerⅢ类（Miller，1985）和Cairo RT2级（Cairo等，2011）。患者的组织表型为典型的薄龈表型（图1和图4）。

　　上颌右侧尖牙和第一前磨牙种植体诊断为种植体周炎，由于种植体的三维位置不佳，导致大范围的骨吸收和大面积的颊侧黏膜退缩，由于种植体间距离过近且不利于口腔卫生维护而无法治疗。

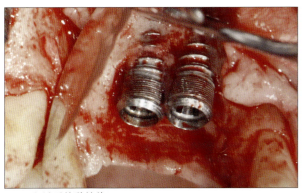

图5　翻瓣后的种植体

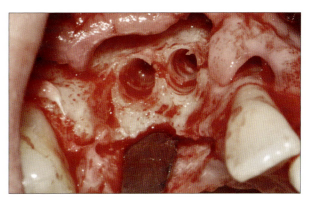

图6　种植体取出后的主要的剩余牙槽嵴缺损

治疗目标

治疗的目的是解决双侧上后牙区段S1和S2的功能与美学问题。考虑了如下治疗方案：

方案1

取出种植体；重建硬组织和软组织；在上颌右侧第一前磨牙位点植入一颗新的标准直径种植体以支持带有近中悬臂的新修复体（Aglietta等，2009，2012），并通过牙周成形术覆盖天然上颌右侧侧切牙的牙根。由于患者的上颌右侧尖牙与下颌右侧尖牙之间出现开𬌗，且侧方引导是前磨牙和第一磨牙共同引导的组牙功能𬌗，因此考虑使用单端悬臂桥来修复缺失的上颌右侧尖牙。

方案2

取出种植体；分阶段重建硬组织和软组织；在上颌右侧第一前磨牙和尖牙位点植入两颗小直径种植体以支持两个新修复体；通过牙周成形术覆盖上颌右侧侧切牙暴露的根面。

此外，天然牙支持的固定桥修复也是一个可选方案。但由于桥体跨度大且跨越了牙弓转角处，作为固定桥的近中基牙，上颌右侧侧切牙需要进行根管治疗才能获得共同就位道。这一方案未被患者接受。

最终决定选择方案1，以尽可能少地植入种植体，避免因种植体间卫生维护困难而造成潜在的问题。

治疗程序

牙周非手术治疗的初始阶段，包括口腔卫生指导和使用有效但非创伤性的刷牙方法，随后是第一次手术，取出受损的种植体。

翻全厚瓣，以获得足够的入路（图5）。取出种植体，留下了一个宽的颊腭侧贯通式骨缺损，包括大量的垂直向骨缺损（图6）。为关闭创口采用了游离龈移植物来弥补颊侧与腭侧软组织之间的间隙。移植物部分去上皮并嵌入创口区域，上皮部分暴露在口腔内（图7～图12）。

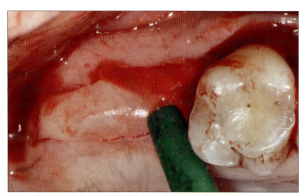

图7 从远中剩余牙槽嵴获取的游离龈移植物

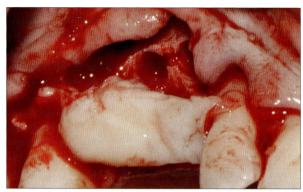

图8 游离龈移植物填补颊侧和腭侧软组织之间的间隙

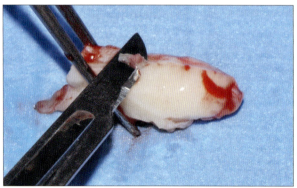

图9 游离龈移植物部分去上皮

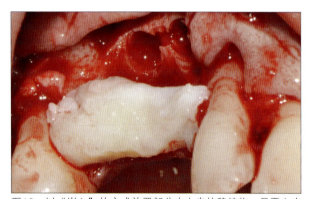

图10 以"嵌入"的方式放置部分去上皮的移植物，暴露上皮成分

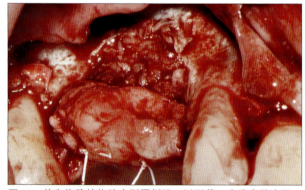

图11 首先将移植物缝合到腭侧瓣，以形成一个稳定的表面，锚定冠向推进的颊侧瓣

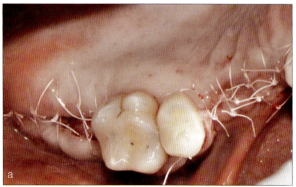

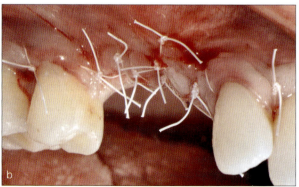

图12a，b 在软组织移植物放置后关闭供区位点和移植部位的创口

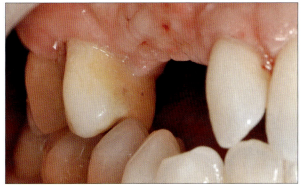

图13 术后2周，拆线时

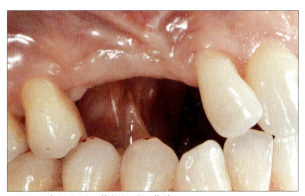

图14 4个月之后。软组织明显收缩

2周后拆线（图13），在接下来的4个月内每4周复查一次。

4个月后，患者接受了第二次手术以重建因种植体周炎而吸收的骨组织（图14和图15）。通过放置取自下颌升支的小块皮质骨来进行硬组织重建，骨片围成的空间内填充自体骨屑（图16～图19）。将吸收缓慢的异种骨颗粒（DBBM，Bio-Oss；Geistlich Pharma，Wolhusen，Switzerland）置于表面并用可吸收胶原膜（Bio-Gide；Geistlich Pharma）覆盖（图20和图21）。在瓣的基底部做骨膜松解切口，通过全厚瓣的冠向推进实现无张力的创口关闭，保证初期关闭，同时覆盖上颌右侧侧切牙暴露的根面（图22）。

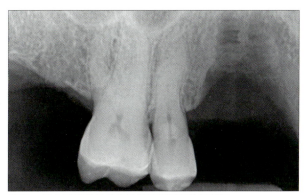

图15 剩余牙槽嵴的根尖放射线显示骨缺损范围

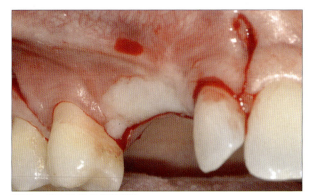

图16 第二次手术的瓣设计

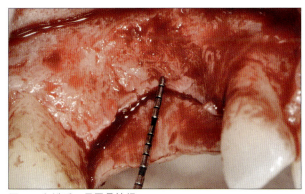

图17 翻瓣后，暴露骨缺损

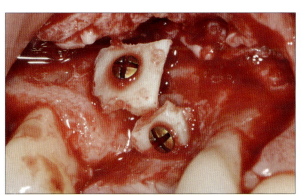

图18 放置两个骨块并用螺钉固定

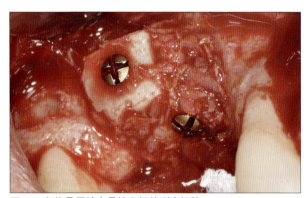

图19　自体骨屑填充骨块之间的剩余间隙

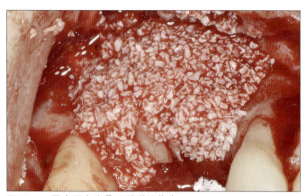

图20　一层去蛋白牛骨覆盖增量位点

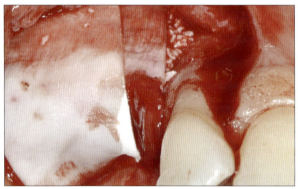

图21　根据GBR原则在骨移植物上覆盖可吸收胶原膜

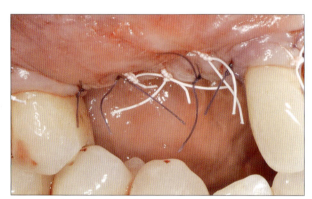

图22　缝合后膜龈联合的位置明显向冠方移动

　　2周后拆线（图23和图24），并在接下来的6个月内对患者进行了随访。

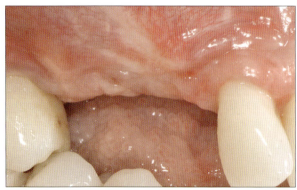

图23　2周后颊侧观，拆线后

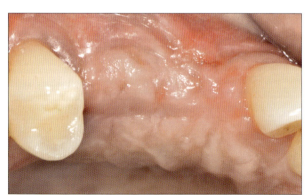

图24　手术后2周的殆面观

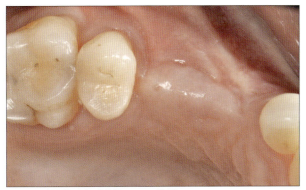

图25　种植体手术时的缺牙区牙槽嵴

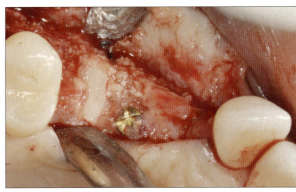

图26　翻瓣后的再生骨

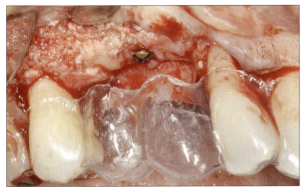

图27　手术导板就位

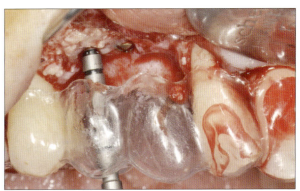

图28　使用2.2mm钻预备后检查种植体长轴

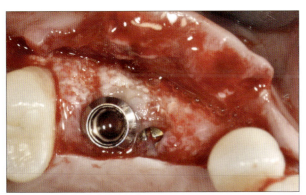

图29　移除螺钉前种植体就位

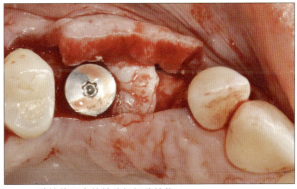

图30　种植体近中的结缔组织移植物

在这一阶段结束时，进行了第三次手术以植入计划的种植体（图25～图31）。正如术前设计那样，在上颌右侧第一前磨牙位点植入1颗种植体，用近中桥体悬臂代替上颌右侧尖牙（Aglietta等，2009，2012）。种植体（Tissue Level RN Roxolid SLActive，直径4.1mm，长度10mm；Institut Straumann AG，Basel，Switzerland）近中与桥体相邻的区域同时放置结缔组织移植物。

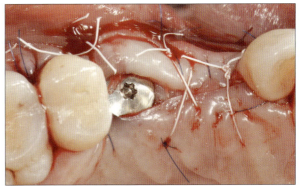

图31　缝合之后

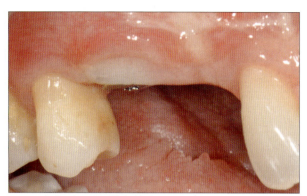

图32 愈合3个月之后的颊侧观

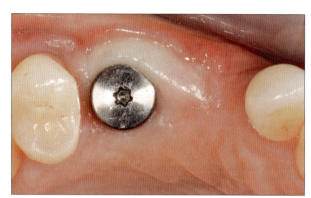

图33 愈合3个月之后的殆面观

在约3个月的愈合期之后（图32和图33），戴入螺钉固位的临时修复体，上颌右侧尖牙为悬臂连接。

然而，尖牙部位的缺牙区有一个残存的凹面，需要通过进一步的手术进行修正。在前庭加深术的同期植入了结缔组织移植物（图34～图37）。

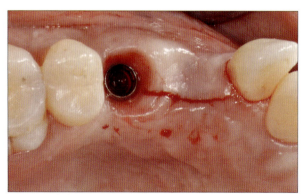

图34 牙槽嵴顶切口

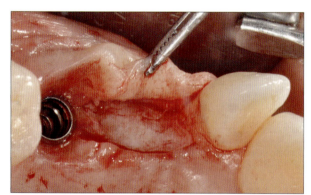

图35 翻半厚瓣

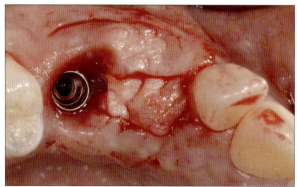

图36 增加缺牙部位丰满度的结缔组织移植物

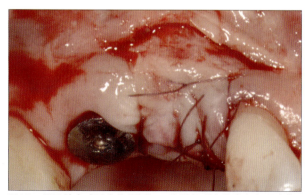

图37 用于前庭成形术的颊侧切口和膜龈联合线的根向再定位

采用临时修复体来引导软组织愈合和塑形；通过添加或磨除树脂材料可以在椅旁进行相对简单的临时修复体形态修整，以对软组织施加适宜压力直到形成令人满意的软组织弧线形效果（图38～图40）。

一旦实现所需的效果，复制软组织轮廓到工作模型上，并以此为参照来制作最终修复体是非常重要的。

传统印模技术无法有效地再现软组织轮廓，因为软组织在临时阶段已经被个性化塑造，在移除临时修复体后往往会立即塌陷。此外，在许多美学病例中，修复体经黏膜穿出的部分很深，用传统的印模很难记录全部形态。

由于最终修复体须精确复制临时修复体的穿黏膜形态，因此使用简单、快速和准确的技术转移软组织塑形的结果至关重要（Hinds，1997）（图41）。

首先，将临时修复体连接于替代体并嵌入硅橡胶中包裹至临时修复体的最大周长处。

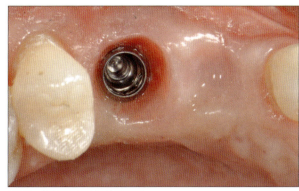

图38　软组织塑形后的殆面观

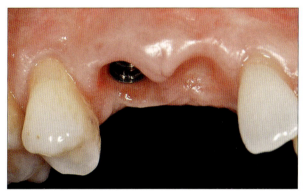

图39　软组织塑形后的颊侧观

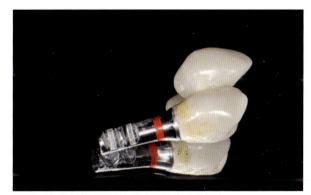

图40　在椅旁完成渐进式调改后的临时修复体

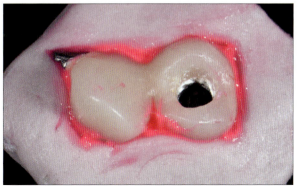

图41　嵌入硅橡胶中用于记录轮廓的临时修复体

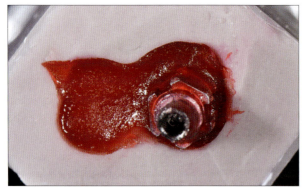

图42　取下临时桥修复体，印模帽安放于种植体替代体上，丙烯酸树脂填充间隙

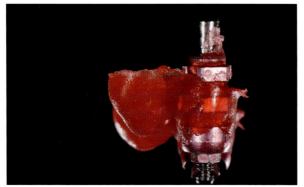

图43　改良印模帽的个性化形态

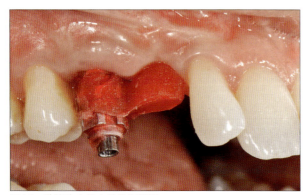

图44　种植体上的个性化印模帽

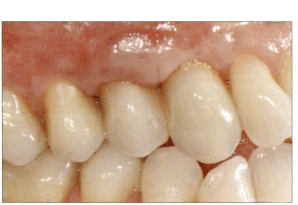

图46　最终修复体就位

硅橡胶凝固后，取下临时修复体，将印模帽连接到种植体替代体上。用低收缩丙烯酸树脂（Pattern Resin；GC，Tokyo，Japan）填充印模帽和硅橡胶之间的间隙（图42）。

个性化制作的印模帽（图43和图44）将准确转移出穿黏膜轮廓和桥体区域的黏膜形态。

其余临床操作与标准印模技术相同（图45）。最近，一种全数字化方法作为新技术被提出，用于记录种植体周黏膜和桥体区域黏膜的形态（Monaco等，2016；Venezia等，2017）。

4个月后戴入最终修复体（图46和图47）。最终修复体设计为一个螺钉固位、颊面长石质做饰面瓷（Venezia等，2015）的氧化锆（切削制作）一体桥。

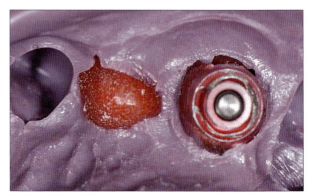

图45　印模取出后

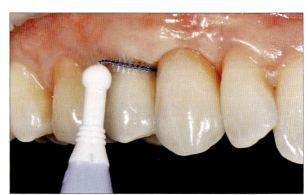

图47　良好的口腔卫生通道

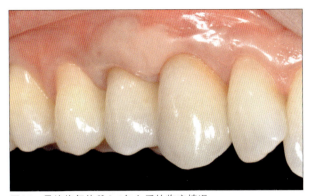

图48 最终修复体戴入1年之后的临床情况

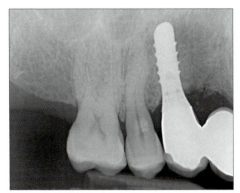

图49 根尖放射线片，18个月之后

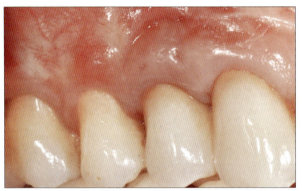

图50 两年后的临床情况

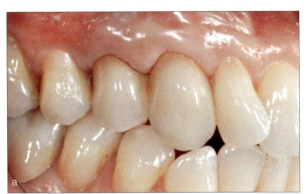
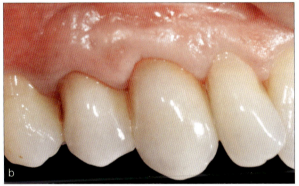

图51a，b 种植体植入后5年（a）和最终修复体戴入后4.5年（b）的临床情况

　　治疗结束时，全口菌斑评分为13%，全口出血评分为54%。探诊深度没有大于6mm的位点，14%的位点探诊深度为4~6mm。为患者安排了一个维护计划，每4个月进行一次复查。患者对结果非常满意，在第2年、第3年和第5年的随访中结果稳定（图48~图51）。

讨论

　　种植体使我们能够解决各种牙缺失相关问题，为患者提供功能和美学。然而，种植治疗本身，无论是单颗种植体还是连续多颗种植体，并不能回避并发症的发生，尤其在风险管控不当或种植体三维位置不良的情况下。特别是在牙龈表型为薄龈型，或角化组织不足的位置植入过度颊倾的种植体，会增加黏膜退缩的风险，从而造成种植体表面暴露。在连续多颗种植体植入的情况下，间距不足会增加种植体之间"附着"丧失的风险，从而造成种植体周骨缺损。

　　通过控制风险因素，比如控制吸烟，以及通过牙周治疗消除剩余的牙周袋；通过正确定位种植体的近远中向、颊舌向和冠根向位置；选择适当的种植体数目和种植体类型；确保最小的种植体间距；以及适当的软组织处理以增强最终的功能和美学效果，可以确保种植体周组织的稳定性，有助于预防此类并发症的发生。

　　针对种植体周疾病导致骨缺损或颊侧黏膜退缩，现有文献已经描述了各种治疗和维护方法（Schwartz，2012；Roccuzzo，2011和2014b；Zucchelli，2013b；Lang，2001）。针对种植体周炎所引起的组织缺损，治疗方案各不相同，从非手术治疗和局部药物治疗（Heitz-Mayfield等，2004；Lang等，2000）到再生性手术、切除性手术或联合性手术治疗，可以伴有或不伴有种植体表面成形术。除此以外，还有多种针对种植体表面的去污方法。

　　目前没有明确的临床方案来指导我们是否应该取出失败的种植体。面对各种临床情况，我们会基于个人经验和技能而做出治疗决策；现有文献主要由病例报告组成，主要展现作者的个人经验。

　　本节所示病例就是这种临床情况的表现之一，不同的临床情况都需要根据所选择的技术和手术方案来具体问题具体分析。特别是，正如在本病例中所证明的那样，取出种植体并矫正原先疾病所带来的损伤通常需要更长的治疗时间，并且需要许多额外的步骤才能达到最佳的治疗效果。治疗策略的制订要在保留尽可能多的重建组织的基础上选择适宜的种植体数目和种植体型号。

　　最后，本病例也证明了，软组织重建通常是实现治疗目标所不可避免的操作，并且需要在骨再生阶段之前或同期进行。

临床相关性

　　目前仍然难以制订取出不良种植体进行再种植的决策标准。然而，在种植失败的情况下，病情的发展通常导致软组织和硬组织的广泛丧失。如果治疗选择是植入新的种植体，则需要一个合理的顺序来重建丧失的（软和硬）组织，即通过软组织的重建，促进硬组织愈合并确保它们在治疗之后中期与长期稳定性。

　　必须采用结果可预期的手术方案，在此基础上尽可能减少手术次数并尝试同时处理相邻天然牙存在的缺损。

6.4 使用上颌结节结缔组织移植物进行软组织增量

D. Etienne

1983年，一名51岁的不吸烟患者因中度慢性牙周炎而转诊进行专科治疗。初步检查发现47%的位点探诊深度4～6mm。初期的牙周治疗包括口腔卫生指导以及龈上和龈下清创，然后进行进一步的牙周手术以消除剩余牙周袋。

积极牙周治疗3年后，只有8%的位点探诊深度为4mm，全口菌斑和出血评分分别为18%和35%。

患者参加了一项牙周维护计划，要求每6个月定期复诊，包括口腔卫生指导、龈上洁治和必要时局部龈下刮治。该患者还检测出IL-1基因的遗传多态性呈阳性（医学科学系）（Kornman等，1997）。

在接下来的几年中，患者的前牙因修复体采用了金属/树脂粘接固位和牙本质固位钉而出现了牙髓坏死。下颌左侧第一磨牙、第二磨牙和下颌右侧第一磨牙发生牙根纵裂（图1），随后拔除。其中，下颌右侧第一磨牙于2001年1月分根拔除。拔牙后探查可见近中根颊侧存在深的骨缺损，舌侧存在浅的骨缺损，根间牙槽骨存留。

局部牙周病也在下颌左侧侧切牙、尖牙以及上颌左侧第二磨牙位点复发，导致上颌左侧第二磨牙脱落。

2001年3月，患者因心肌梗死而接受了心脏支架。心脏病科医生于2002年11月允许其进行种植修复（当时患者70岁）（图2）。

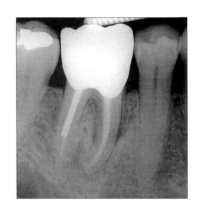

图1　在牙周维护随访期间，发现下颌右侧第一磨牙的近中根纵裂。根尖放射线片显示近中根的近中面存在角形骨吸收

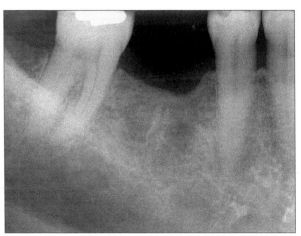

图2　70岁、心肌梗死后1.5年种植体植入前的根尖放射线片

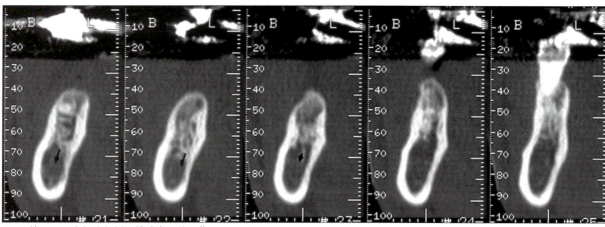

图3 缺牙区近中部分颊侧牙槽嵴有限的吸收

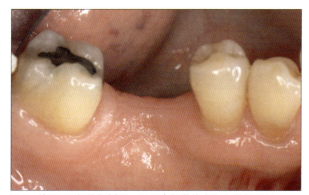

图4 拔牙后2年的颊侧观，显示有轻微的水平向骨量不足

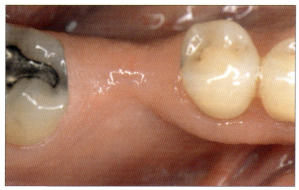

图5 水平向骨量不足，𬌗面观

矢状面视图显示牙槽嵴近中颊侧的牙槽嵴吸收有限（图3）。

下颌右侧第一磨牙拔除两年后的临床检查显示局部拥有宽度充足的角化黏膜，缺牙区的膜龈联合位于相邻牙齿稍冠方的位置。牙槽嵴似乎有轻微的水平向宽度不足（图4和图5）。

尽管水平向骨量不足，但骨体积和软组织特征似乎允许一段式种植体植入，并且同期进行软组织增量。通过上颌结节的致密结缔组织移植物补偿缺损区的颊侧轮廓凹陷，可避免更具侵入性的骨再生手术。同时，这种方法可将手术次数限制在一次，从而最大限度地减少修复重建所需的愈合时间，减少手术创伤。

使用从上腭或上颌结节处获取的结缔组织移植物进行软组织增量已被用于补偿传统固定桥修复相关的牙槽嵴缺损，其结果保持稳定长达10年（Seibert和Salama，1996）。结缔组织移植物的一

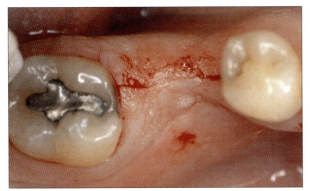

图6　切口设计

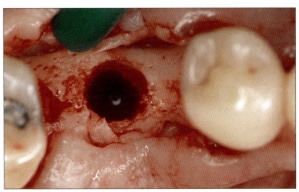

图7　预备好的种植窝

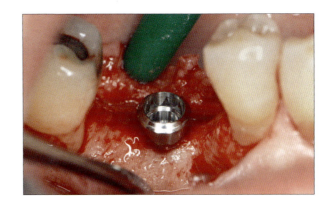

图8　植入的软组织水平种植体，颊侧观

个明显优势是手术并发症少。因此，如果可用（并且可以通过手术获取），上颌结节区域是治疗牙龈退缩（Azzi等，1991）和牙槽嵴缺损的适宜供区。

此外，结缔组织移植物可用于增加牙龈组织的厚度，从而改变局部的生物表型（Jung等，2008），或增加软组织体积（Sanz-Martín等，2018）。

覆盖并固定从上颌结节获取的结缔组织移植物后，创口迅速愈合，无并发症。两个月后颊侧轮廓增加，临床结果令人满意。在供区，创口愈合鲜有延迟，与腭部供区相比，患者的疼痛有限（Amin等，2018）。从上颌结节获取结缔组织移植物的一个操作优势是移植物的处理，因为它可以很容易地修剪到适应缺损区的形状。如果需要，可在松解

骨膜后用缝线固定于颊侧瓣内侧。相比之下，下颌后牙区的GBR手术，包括膜的稳定，在技术上则更具挑战，还需要超过6个月的愈合时间。此外，GBR手术一般不能配合一段式手术来实施。

外科程序

在拟种植位点做牙槽嵴顶偏舌侧切口（图6）。翻全厚瓣，并将相邻牙的颊侧和舌侧瓣小范围翻开（图7）。种植体窝预备完成后，发现颊侧骨壁很薄。备孔期间评估骨质，牙槽嵴顶皮质骨为Ⅱ类骨（Lekholm和Zarb，1985），厚1mm，松质骨为Ⅲ类骨。

将一颗软组织水平种植体（TE RN SLA，直径4.1mm，长度12mm；Institut Straumann AG，Basel，Switzerland）植入种植窝内（图8）。

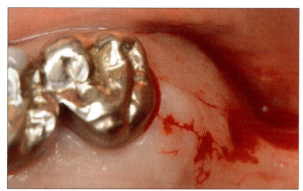

图9　上颌结节处做切口获取结缔组织移植物

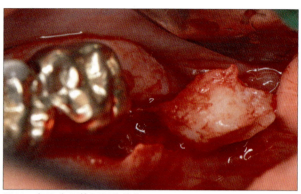

图10　切取全厚软组织移植物

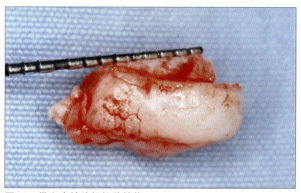

图11　带上皮结缔组织移植物

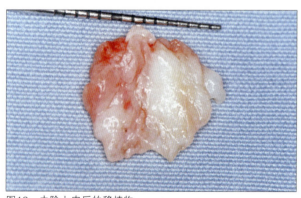

图12　去除上皮后的移植物

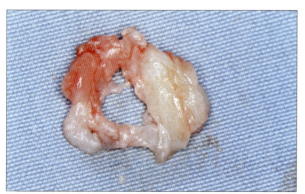

图13　制备成"斗篷"状的移植物

左侧上颌结节较平坦，但比右侧拥有更大的体积。指向第二磨牙的远中舌轴角做一腭侧切口，在该切口的颊侧3mm处做平行切口（图9）。做深的水平向松解切口连接这两个平行切口，以便于取出结缔组织移植物。

使用内斜切口将颊侧和腭侧瓣变薄，然后转变刀刃方向切取全厚黏膜，以便获得最佳体积的结缔组织（Schluger等，1977）（图10）。获得的全层软组织移植物很厚，垂直向具有足够的体积（图11）。

用#15刀片去上皮，剩余的结缔组织垂直向剖开。从而使得剩余结缔组织移植物的表面积增加且致密，厚度约为1.5mm（图12）。

由于在颊侧受区位点无垂直切口，因此使用"斗篷"技术制备结缔组织移植物（图13）。用小切口将移植物制备出一个纤细的肩领，以便将移植物被动地挂在种植体的舌侧，覆盖愈合帽约2mm，而移植物的颊侧部分组织维持高度在5mm。

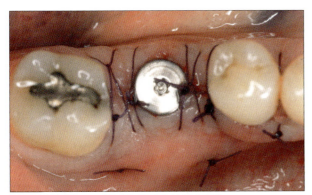

图14 关闭创口。"斗篷"移植物被完全覆盖

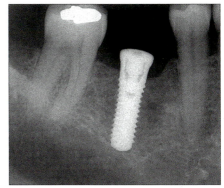

图15 术后的根尖放射线片

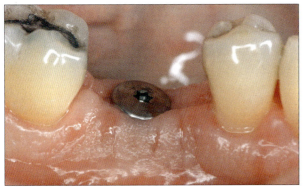

图16 种植体和移植物植入10天后，愈合无异常

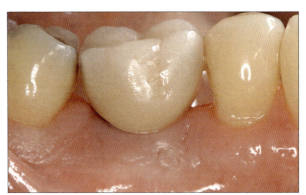

图17 术后1年，戴牙后5个月

通过一个深的水平切口和一个颊侧瓣内侧的浅表切口来减少缝合过程中的垂直向和水平向张力。放置愈合帽后，将"斗篷"状结缔组织移植物穿过根方骨膜和颊侧瓣黏膜向近中和远中铺展并用两针间断缝合固定。采用褥式缝合（Polyglactin 910 5-0；Ethicon, Johnson & Johnson, New Brunswick, DE, USA）关闭龈乳头，以完全覆盖结缔组织和邻面骨（图14）。10天后拆线（图15和图16）。

术后1年，即戴入修复体后5个月的复查显示，颊侧角化黏膜的宽度为3mm、舌侧为6mm。探诊深度颊侧为4mm、舌侧为3mm，探诊无出血，表明种植体周组织健康（图17）。黏膜边缘和𬌗面之间的距离（临床牙冠高度）在颊侧为8mm、舌侧为4mm。

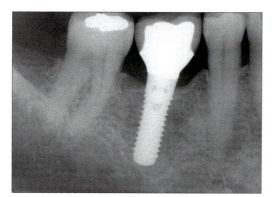

图18　1年随访的放射线检查

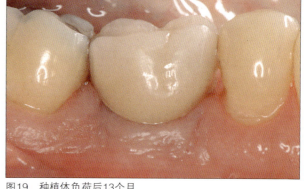

图19　种植体负荷后13个月

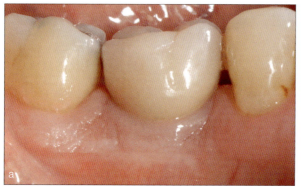

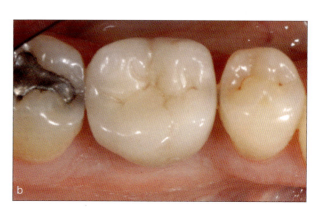

图20a，b　种植体负荷5年后

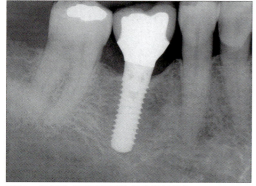

图21　种植体负荷5年后的根尖放射线片

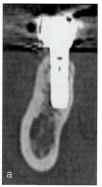
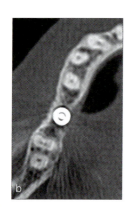

图22a，b　9年时的CBCT

种植体负荷后13个月，临床评估显示龈乳头重塑良好，颊面有轻微的附着增加。牙周检查结果与术后1年相似。舌侧角化组织宽度为5mm（图18和图19）。

修复体戴入5年后的临床评估展示了良好的软组织重塑效果（图20a，b）。角化黏膜宽度在颊侧为3mm、舌侧为5mm，探诊深度颊侧为4mm、舌侧为3.5mm。有轻微的探诊出血，临床牙冠颊侧高7mm、舌侧高6mm。

5年时的根尖放射线片显示轻微的边缘骨丧失（图21）。

负荷9年后拍摄的CBCT视图（图22a，b）显示稳定的颊侧骨水平，舌侧边缘骨吸收有限。

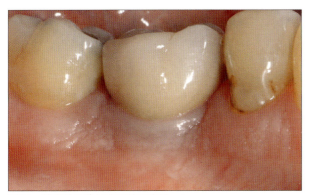

图23 种植体负荷14年后的口内照

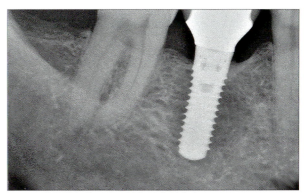

图24 种植体负荷14年后的根尖放射线片

种植修复14年之后的临床评估显示了稳定的颊侧软组织边缘和邻间龈乳头。颊侧角化黏膜宽3.5mm、舌侧宽4mm，颊侧和舌侧探诊深度均为4mm。舌侧探诊时发现轻微出血，颊侧和舌侧临床牙冠高度为6mm（图23）。

多年来，软组织边缘保持稳定，甚至有轻微的冠向移位。然而，舌侧软组织在前5年有轻微的退缩。颊侧和舌侧的探诊深度没有随时间变化，表明种植体周组织稳定。5年和14年时的根尖放射线片显示没有差异，表明边缘骨的稳定性（图24）。

结论

该临床病例证实了使用上颌结节处中等厚度的致密结缔组织移植物来弥补颊侧软组织缺损的可能性，尽管该病例种植体颊侧骨板菲薄。种植体周2mm厚度骨板的长期稳定性已在单颗种植体结合腭部来源结缔组织移植的病例系列报告中得到证实（Hanser和Khoury，2016）。也有一项短期研究（Rojo等，2018）报道称，来自腭部和上颌结节的结缔组织移植物具有类似的潜能来补偿单颗种植体的软组织缺损。

种植体颊侧骨板的稳定性提示结缔组织移植物对皮质骨板可能具有保护作用，原因在于黏膜厚度的增加（Bengazi等，2015）。

致谢

修复程序

Dr. Richard Joly-Paris, France

6.5　结缔组织移植物增加骨结合种植体周角化黏膜的宽度

V. Iorio-Siciliano

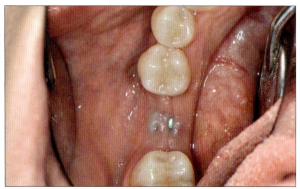

图1　角化黏膜不足和螺钉过早暴露

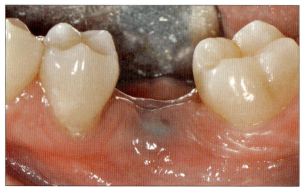

图2　颊侧菲薄的角化黏膜

2014年5月，一名38岁的女性患者转诊至那不勒斯大学牙周科。该患者不吸烟，身体健康，因下颌右侧第一磨牙种植体颊侧角化组织宽度不足，咀嚼创伤引起了封闭螺钉提前暴露，需要进行角化黏膜增宽（图1）。

角化黏膜菲薄。患者表示刷牙时该区域疼痛（图2）。

该位置的牙齿是由于牙根纵裂而拔除。拔牙后6个月，进行了种植手术，没有进行GBR手术。

治疗计划的主要目的是增加种植体周软组织的高度和厚度，以获得稳定的黏膜封闭和有利于刷牙的角化组织宽度。有研究指出，种植体周角化组织的高度和厚度不足可能导致菌斑积聚增加，种植体周黏膜炎发生率更高，软组织开裂的风险更高（Chung等，2006；Bouri等，2008；Adibrad等，2009；Schrott等，2009；Boynuegri等，2013）。

推荐的治疗计划是开放瓣联合自体上皮下结缔组织移植物进行颊侧位点的增量（Thoma等，2009；Bassetti等，2016）。与患者讨论治疗理由后获得了患者的书面同意。患者口腔卫生良好。全口出血评分（FMBS）和全口菌斑评分（FMPS）均低于62%，全口探诊未发现任何深度≥4mm的深袋。

在局部麻醉下，翻全厚黏骨膜瓣，在颊侧和舌侧向近远中向各延伸1颗牙齿的宽度。取出封闭螺钉并更换为直径5.0mm、高度5.0mm的愈合帽。使用Zucchelli等（2010）描述的去上皮法获取结缔组织移植物。使用5-0不可吸收缝线，通过两针内水平褥式缝合将移植物固定在颊侧瓣的内表面（图3）。

在黏膜瓣的冠方，用两针间断缝合将颊舌侧瓣固定在愈合帽周围（图4）。

腭部供区用悬吊缝合（4-0薇乔）实现二期愈合。术后疼痛用布洛芬进行控制（在术前和术后4小时后即刻服用600mg）。指导患者刷牙时避开治疗区域，每天用葡萄糖酸氯己定溶液（0.12%）冲洗3次，每次1分钟。未使用全身抗生素。术后1周拆线。术后前4周内使用橡胶杯和葡萄糖酸氯己定凝胶进行专业的龈上牙齿清洁。此后，指示患者恢复正常口腔卫生维护并停止使用葡萄糖酸氯己定。经过6个月的观察期，观察到良好的软组织整合（图5和图6），粘接了丙烯酸临时修复体。

1个月后戴上最终的粘接固位金属烤瓷单冠（图7）。

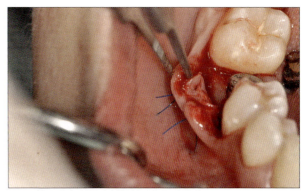

图3　锚固在颊侧瓣内侧的结缔组织移植物

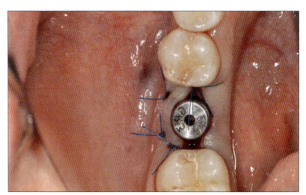

图4　瓣适合并包绕愈合帽周围

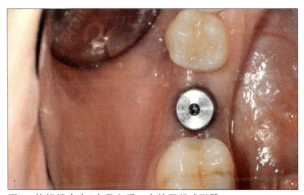

图5　软组织愈合6个月之后，安放牙龈成形器

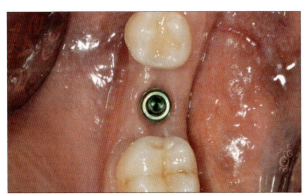

图6　软组织愈合6个月之后，取出牙龈成形器

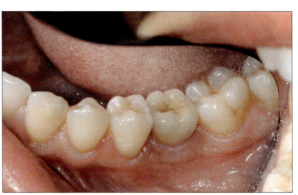

图7　结缔组织移植7个月之后戴入最终修复体

讨论

这种上皮下结缔组织移植术通常用于前牙区以改善美学效果，为单颗种植体同时提供垂直向和水平向软组织增量（Stefanini等，2016）。

在前牙区，如果牙槽嵴菲薄，在没有进行GBR的情况下，种植体颊侧表现为黏膜轮廓凹陷。近期的一项临床研究结果表明，结缔组织移植可以用来纠正这种类型的种植体周软组织缺损（De Bruvckere等，2018）。

然而，不管是出于对美观的考虑，还是出于对功能的需求，种植体周软组织增量都是必不可少的。最近的一项共识性报告指出，与非增量位点相比，软组织移植增加种植体周角化黏膜宽度与菌斑积聚减少、种植体周黏膜炎症减少相关（Giannobile等，2018）。尽管缺乏科学证据，但如果需要，应考虑在种植体部位进行软组织增量（Cairo等，2008），以促进种植体周的健康。

该病例在后牙区获得的临床结果与先前研究中报告的结果一致（Wiesner等，2010）。作者报告说，接受结缔组织移植的种植体周软组织厚度增加（1.3mm），并且与未接受此手术的患者相比，患者满意度更高。

种植体周的软组织可能在防止边缘骨吸收方面发挥重要作用（Berglundh和Lindhe，1996）。事实上，在种植体周角化黏膜带菲薄（＜2mm）的情况下（Linkevicius，2009），生物学宽度的建立可能会导致牙槽嵴骨吸收，而如果附着黏膜较厚（≥2mm），边缘骨吸收则会显著减少（Suárez-López del Amo等，2016）。

在具有足够宽度附着黏膜的情况下，可以通过多种方法（U形或T形切口）的二期手术来增加种植体周黏膜的厚度（Grossberg，2001；Shahidi等，2008）。然而，因为本病例中的角化组织宽度有限，这些技术并不适用。意味着有两种手术方案来增加角化黏膜的量：游离龈移植或冠向复位瓣联合结缔组织移植。

选择后一种方法是为了简化手术程序并实现穿黏膜愈合。通常，这种方法是基于半厚瓣来实现，将结缔组织移植物锚定在骨膜上以刺激新的血运形成（Mazzotti等，2018）。然而，在本例，现存的角化黏膜过薄；在此条件下制备半厚瓣可能会导致黏膜穿孔，致使软组织进一步开裂。因此，选择翻全厚瓣，并将结缔组织移植物锚固在颊侧瓣，类似于一个带蒂瓣，保证血运形成。

该方法是基于先前的临床结果所做出的选择。Speroni等（2010）在二期手术期间将结缔组织移植物置于种植体的颊侧，使黏膜厚度平均增加2.14mm。Papapetros等（2019）证实了这些结果，他们报告称使用开放瓣和结缔组织移植物治疗，黏膜厚度平均增加（2.60±1.27）mm。然而，我们需要进行更长随访期的研究来评估种植体周组织的长期稳定性。

6.6 软硬组织再生结合种植体支持式修复体治疗上颌前牙复杂病例

R. Jung, A. Gil, C. Hämmerle, D. Thoma

19岁男性因上颌前牙的美学问题到诊所就诊。患者为学生，不吸烟，偶尔饮酒。他的主诉是"残留牙齿位置不正确"。他对自己上前牙的美观状况非常不满。

患者为ASA Ⅰ型患者，无禁忌证，无药物过敏。

患者12岁时上颌前部受到外伤，导致上颌右侧中切牙与侧切牙脱落。上颌左侧中切牙部分脱位并重新定位在牙槽窝中。这颗牙出现了牙固连，导致两颗中切牙的软组织边缘和切缘均出现明显的垂直差异（图1）。患者接受了正畸治疗，所有上颌右侧牙齿均向近中移动，将上颌右侧尖牙移至上颌右侧侧切牙的位置。

诊断与治疗计划

患者上颌右侧中切牙与侧切牙缺失，佩戴正畸装置。上颌右侧尖牙位于上颌右侧侧切牙的位置。牙周诊断为局部菌斑诱发的牙龈炎，牙周袋深度为2～4mm，但没有附着丧失，全口菌斑评分为

10%，改良龈沟出血指数为0.7±0.2。由于外伤和牙槽嵴的吸收，患者在上颌右侧中切牙缺牙位点出现Seibert Ⅲ类牙槽嵴骨缺损。上颌左侧中切牙出现早期固连。患者牙齿总体预后良好，上颌左侧中切牙由于其固连状态和严重的错位，预后较差。

该患者的治疗计划包括（图2）：

- 刮治、根面平整以及口腔卫生宣教。
- 移除正畸弓丝并对上颌左侧中切牙行截冠（尽可能远离牙龈下），为软组织向内生长创造空间，以期改善软组织状况。
- 拔除上颌左侧中切牙，同时翻瓣进行软组织增量。
- 使用自体骨块移植物和可吸收膜进行骨增量。
- 上颌右侧中切牙和左侧中切牙位点植入两颗种植体。
- 上颌右侧中切牙和左侧中切牙全瓷冠修复，上颌右侧尖牙树脂贴面修复模拟上颌右侧侧切牙外形。

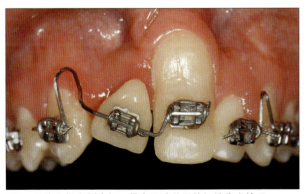

图1 固连上颌左侧中切牙带有正畸装置的初始临床情况

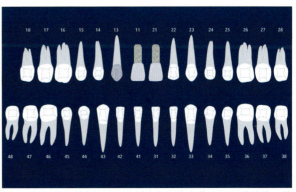

图2 在上颌右侧中切牙和左侧中切牙位点植入两颗种植体，并对上颌右侧尖牙进行树脂贴面修复以模拟上颌右侧侧切牙外形

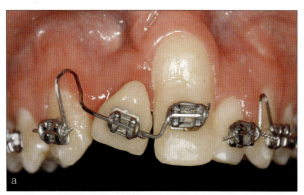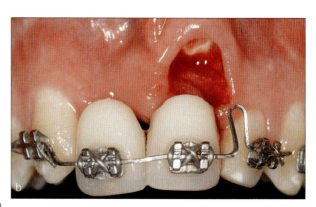

图3a，b 固连的上颌左侧中切牙牙冠截短之前（a）和之后（b）

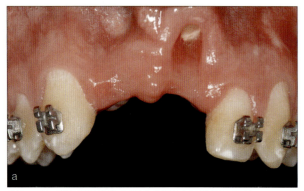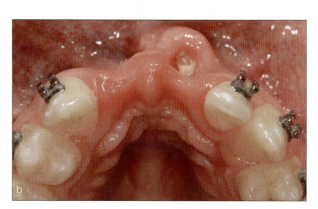

图4a，b 截短牙冠和软组织愈合6周之后的临床情况

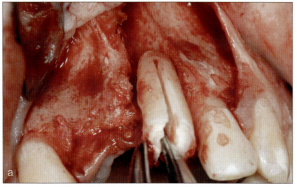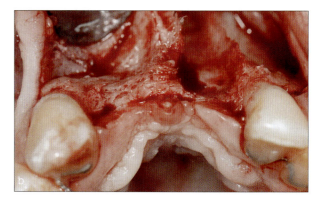

图5a，b 拔除上颌左侧中切牙，牙槽嵴缺损严重

手术阶段

上颌左侧中切牙的固连使其龈缘偏根方，严重的垂直向软组织和硬组织缺损导致美观问题（图3a）。作者使用金刚砂车针将上颌左侧中切牙的牙冠尽可能接近骨水平截短（图3b），以便使软组织愈合，在拔除残留牙根之前改善其质量。6周之后软组织情况改善，牙龈在剩余的牙根上愈合，先前由牙冠占据的空间已基本闭合（图4a，b）。

在上颌左侧侧切牙远中做垂直切口翻全厚瓣，使用金刚砂车针和平头牙铤小心地拔出剩余的上颌左侧中切牙牙根。搔刮拔牙窝并用盐水冲洗。在有软组织边缘差异的情况下，需要先进行软组织增量再进行骨增量或种植体植入（图5a，b）。

从腭部获取结缔组织移植物并固定于缺损处，以改善上方被覆软组织的质量，为将来进行骨增量提供稳定的软组织条件（图6a～c）。术后照片显示愈合8周之后，黏膜厚度和垂直向高度增加。

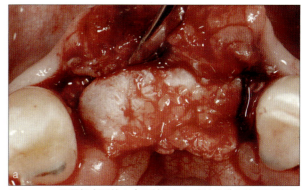

图6a～c　用腭部来源的上皮下结缔组织移植物进行软组织增量

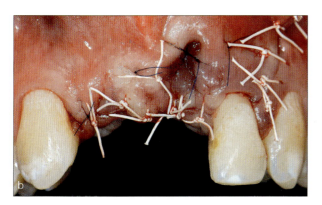

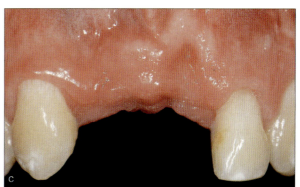

一旦软组织完全愈合，就进行分阶段的骨增量手术。从下颌颏部获取块状骨移植物并用螺钉固定于受区位点。此外，放置骨矿物质代用品（Bio-Oss；Geistlich，Wolhusen，Switzerland）并使用可吸收胶原膜（Bio-Gide；Geistlich）覆盖两种骨移植物，等待愈合6个月（图7a～c）。

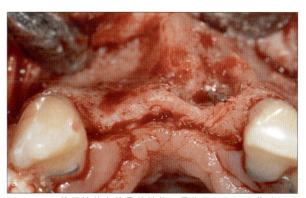

图7a～c　使用块状自体骨移植物、骨代用品和可吸收胶原膜进行骨增量

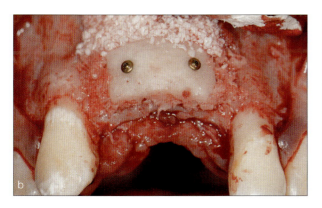

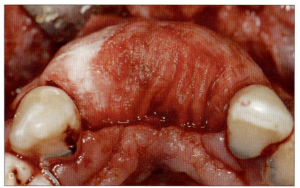

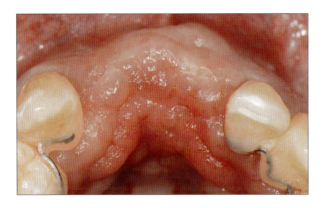

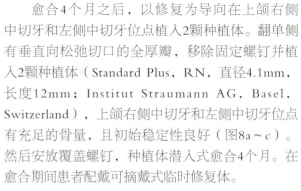

愈合4个月之后，以修复为导向在上颌右侧中切牙和左侧中切牙位点植入2颗种植体。翻单侧有垂直向松弛切口的全厚瓣，移除固定螺钉并植入2颗种植体（Standard Plus，RN，直径4.1mm，长度12mm；Institut Straumann AG，Basel，Switzerland），上颌右侧中切牙和左侧中切牙位点有充足的骨量，且初始稳定性良好（图8a～c）。然后安放覆盖螺钉，种植体潜入式愈合4个月。在愈合期间患者配戴可摘戴式临时修复体。

种植体植入4个月之后进行二期手术。通过一个微创的瓣取下覆盖螺钉（图9），并安放两个愈合帽。

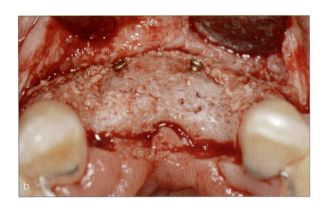

图8a～c　骨增量4个月后，在增量骨中植入两颗种植体，即上颌右侧中切牙和左侧中切牙

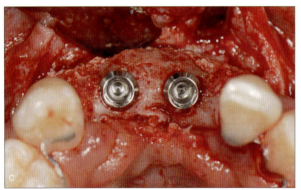

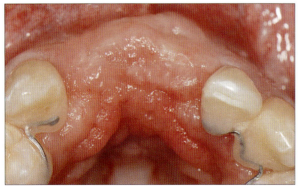

图9　基台连接前

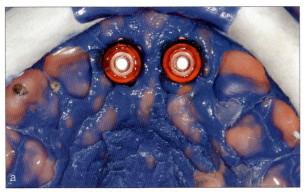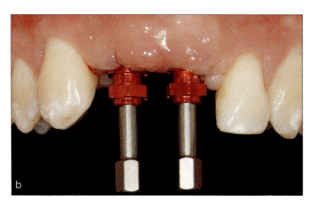

图10a，b　两颗种植体的开窗式印模

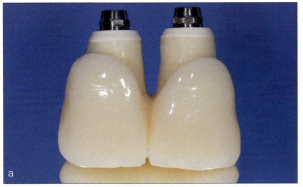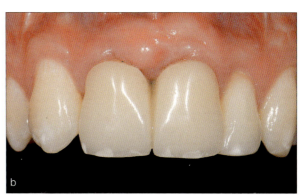

图11a，b　戴入种植体支持式临时修复体，修复体的穿龈轮廓纤细

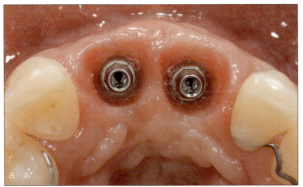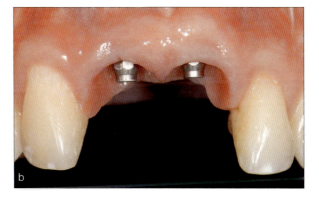

图12　种植体植入后6个月的穿龈轮廓，殆面观和唇侧观

修复阶段

基台连接，6周之后，上颌右侧中切牙和左侧中切牙种植体制取开窗式印模（图10a，b）。印模送往牙科技工室以制作夹板式相连的螺钉固位临时修复体，在愈合帽连接后8周戴入，以塑造软组织穿龈轮廓（图11a，b）。

在最初的4～6周内，通过选择性地添加流动树脂（Tetric Flow；Ivoclar Vivadent, Schaan, Liechtenstein）来修改临时修复体的穿龈轮廓，以模拟天然牙的效果。此外，软组织表面用金刚砂车针打磨成形，以减少种植体周黏膜的不规则外形和瘢痕组织。患者佩戴临时修复体4个月，以使软组织成熟（图12a，b）。最终修复采用两个长石质陶瓷做饰面瓷的全瓷单冠和In-Ceram基台（Institut Straumann AG）。

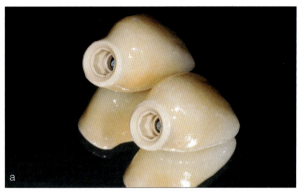

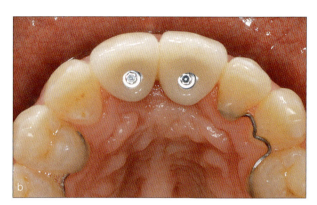

图13a～c　种植修复体戴入两年之后的临床情况

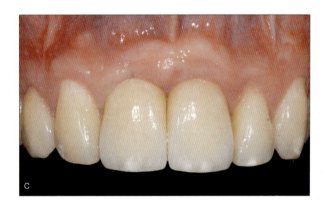

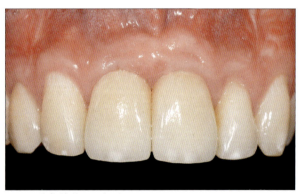

图14　修复体戴入两年后

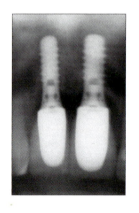

图15　两年随访时的根尖放射线片，边缘骨水平稳定

在戴入上颌右侧中切牙和左侧中切牙修复体时，还在上颌右侧尖牙（上颌右侧侧切牙位点）上用直接法进行树脂修复，以模拟侧切牙外形。种植体支持式全瓷修复体使用35Ncm的扭矩进行螺钉固位，PTFE胶带和复合填充材料封闭螺钉通道。患者对最终修复的舒适性和美观性都十分满意（图13a～c）。

随访期间未出现任何并发症。两年后的情况显示出稳定的临床效果（全口菌斑评分为8%，改良龈沟出血指数为0.5±0.1），种植体周软组织健康，重建效果美观（图14）。两年的随访放射线片也显示稳定的边缘骨水平（图15）。

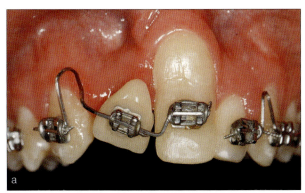
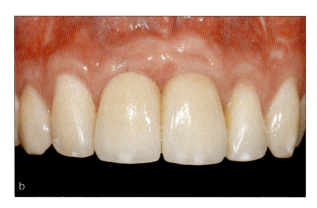

图16a，b　术前、术后情况比较

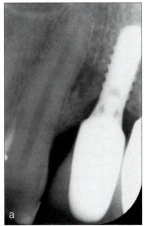
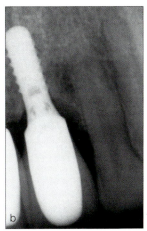

图17a，b　上颌右侧中切牙和左侧中切牙位点种植体在10年随访时的根尖放射线片

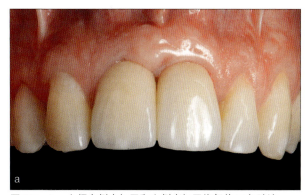

图18a，b　上颌右侧中切牙和左侧中切牙修复体10年随访

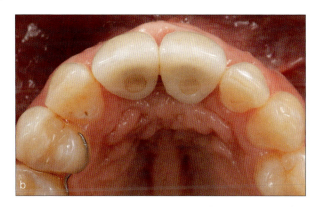

通过创造一个健康的环境并重建局部组织的美观来满足患者的主诉。最终的种植修复体是螺钉固位的全瓷冠。牙龈边缘和切缘的对称性得到恢复。患者对两年后的效果非常满意（图16a，b）。

该患者最近完成了术后10年的随访。放射线片（图17a，b）显示稳定的边缘骨水平，临床检查显示健康的种植体周黏膜以及功能良好的种植修复体（图18a，b）。

讨论

本病例呈现了一例复杂上颌前牙的综合治疗，包括诊断、软组织和硬组织处理、种植手术和修复重建。所有的治疗步骤证明了精细的多学科协作在整个治疗中的重要性。它还强调，只有每个治疗步骤都成功完成，才能获得长期的成功效果。

软组织增量。在软组织状态不能得到改善的情况下，最初的临床情况不允许直接进行任何骨增量或种植手术。因此，软组织增量是首先需要完成的。两颗中切牙的牙龈边缘存在显著差异，同时该区域角化黏膜宽度和厚度不足。

固连牙龈缘的严重根向移位意味着如果不及时治疗，就会有更大的风险发生种植体周黏膜退缩。因种植体周黏膜退缩而暴露的钛种植体或其灰色组件可能会导致严重的美学问题（Glauser等，2014；Kohal等，2008；Evans和Chen，2008），进而极大地损害最终修复的美学效果（Burkhardt等，2000；Roccuzzo等，2014b）。

本病例中，由于龈缘的严重根向移位，上颌左侧中切牙表现出狭窄的角化黏膜带。角化黏膜缺如与更多的菌斑积聚、更多的黏膜炎症、黏膜退缩以及局部维护条件受损相关（Gobbato等，2013；Brito等，2014；Souza等，2016）。开始时，在拟种植的上颌右侧中切牙和左侧中切牙位点的黏膜体积明显不足，这可能影响种植体治疗的最终美学效果（Jung等，2007，2008a），也可能导致种植体的边缘骨丧失（Linkevicius等，2009；Puisys和Linkevicius，2015；Akcalı等，2017）。

基于以上原因，同时也为了在骨增量手术之前拥有更厚的黏膜，作者计划使用腭部来源的上皮下结缔组织移植物进行软组织增量，固定在牙槽嵴的嵴顶和颊侧。移植材料的选择是基于如下考量，即自体移植物因其组织稳定性和增量效果仍被认为是软组织增量的金标准（Cortellini和Pino Prato，2012；Chambrone和Tatakis，2015）。有一些软组织代用品已显示出可喜的结果（Thoma等，2018a），但仍缺乏长期数据。

骨增量。由于创伤性损伤、上颌右侧中切牙的固连状态以及长时间的缺牙，上颌前牙区牙槽嵴明显吸收，无法支持以修复为导向的种植体植入。大量的牙槽嵴增量是种植体植入的先决条件，包括骨高度和骨宽度的增加。牙槽嵴保存和牙槽嵴增量的各种方法与适应证在过去被充分的描述（Benic和Hämmerle，2014），在牙槽嵴严重吸收的病例中，块状自体骨单独使用或与骨替代材料、胶原膜相结合使用是最为有效的骨增量方法（Jensen和Terheyden，2009；Klein和Al-Nawas，2011）。治疗的目标是使种植体颊侧至少有2mm厚的骨板，以保证随着时间的推移种植体周的边缘骨水平维持稳定（Spray等，2000）。

因此，计划使用取自下颌颏部的块状自体骨和异种骨移植颗粒结合可吸收胶原膜，进行骨增量手术。使用膜是为减少自体骨的吸收（Maiorana等，2005；von Arx和Buser，2006）并降低并发症风险（Jung等，2009，2013）。有学者提出，适当的切口设计和充分的骨膜减张是无张力缝合的关键因素（Tinti和Parma-Benfenati，1998；Simion等，2007）。最终通过骨膜松解切口、水平褥式缝合和间断缝合来实现。术后愈合期间无并发症，因此在4个月之后植入了种植体。在骨增量手术之前进行软组织增量会有利于创口愈合。

种植体植入。 骨和软组织处理后情况稳定，可以进行种植体植入。计划在上颌右侧中切牙和左侧中切牙位点植入两颗软组织水平种植体。种植体位置经过修复设计以实现螺钉固位。由于已经在颊侧进行过植骨，现有条件允许将种植体植入以修复为导向的三维位置。从水平的角度来看，种植体间相距3mm以允许更大的邻间组织填充（Tarnow等，2000；Ramanauskaite等，2018）。选择软组织水平种植体是基于尽可能让种植体和基合连接界面在垂直向远离牙槽嵴顶的愿望。由于种植体将被植入完全再生的骨中，因此使用软组织水平的基合连接有利于长期保护边缘骨。有充分的证据支持此类种植体的长期稳定性（Jung等，2013；Buser等，2012）。戴牙后2年和10年的随访结果显示，临床检查和放射线检查结果稳定，修复体美观。

修复重建。 种植体的上部修复所采用的全瓷冠已具有与金属烤瓷冠相似的高留存率（Raigrodski等，2012；Sailer等，2015），并且能够满足患者的高美学需求（Buchi等，2014；Thoma等，2016）。在本病例，两颗种植体使用了长石质陶瓷作为饰面瓷的全瓷单冠和In-Ceram基合修复，能够提供高的长期留存率（Fenner等，2016）。患者对种植修复体的美学效果非常满意，十多年来未出现任何并发症。

6.7　一例伴有广泛牙龈退缩的上颌切牙的种植治疗：早期种植、轮廓扩增和使用隧道技术自体结缔组织移植

E. Lorenzana, J. Gillespie

软组织量的异常，无论是表现为过多（Evian等，1993；Levine和McGuire，1997；Dolt和Robbins，1997），还是表现为软组织和/或硬组织不足，都会使美学区的种植修复变得复杂（Lorenzana，2008；Lorenzana等，2009）。本病例展示了一例伴有美学区广泛严重牙龈退缩的上颌左侧侧切牙的种植治疗。

病例情况

一名健康的66岁女性经转诊来咨询评估其上颌左侧侧切牙的种植修复治疗。患者自述上颌左侧侧切牙此前有牙髓治疗史，并因前牙区的牙龈退缩而进行过多个V类复合树脂充填修复。上颌左侧侧切牙最近发生了折裂。她的口腔修复医生（Dr. Jason Gillespie）认为这颗牙齿已无法修复，先将冠部断端暂粘于邻牙以进行固定。随后，患者经转诊来评估上颌左侧侧切牙位点的种植修复和上下颌前牙区的广泛牙龈退缩的治疗。回顾病史，发现患者有乳腺癌病史，高血压已得到控制，没有已知的药物过敏史。

患者的口腔卫生状况良好（全口菌斑评分低于10%），全口探诊检查表显示没有超过4mm的牙周袋。

对患者的微笑进行分析，为中位笑线，左右对称，仅在大笑时可见牙间乳头。此外，有明显的轻度牙列拥挤，上颌左侧中切牙与右侧中切牙略微重叠。患者无意于正畸治疗。上颌左侧侧切牙变色，折裂后有轻微的移位（图1）。

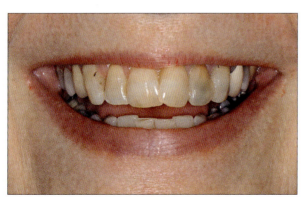

图1　中位笑线，可见上前牙区域的龈乳头。上颌中切牙的龈缘为上唇所遮挡

前牙区整体观可见患者为薄龈表型，三角形牙冠，龈乳头细长（图2）。上颌左侧侧切牙变色明显。同时，上颌右侧尖牙至左侧尖牙牙龈退缩，附着龈窄。上颌右侧尖牙、左侧侧切牙和左侧尖牙为Ⅴ类复合树脂粘接修复。上下颌前牙区普遍牙龈退缩3～5mm。

聚焦于上颌左侧侧切牙，可见其唇侧缺乏软组织，龈缘持续退缩，已经越过Ⅴ类充填修复体的边缘（图3）。以上所见表明牙龈退缩正在持续发生。对于完整的牙来说，应当通过软组织增量和消除导致牙龈退缩进展的因素来治疗这种情况，这些因素包括咬合创伤、破坏性的口腔卫生习惯和不适当的修复干预。

上颌左侧侧切牙最初的根尖放射线片显示，牙根较长，根管内银尖充填，折裂线清晰可见。此外，上颌左侧侧切牙的牙根并不位于拟种植位点的中心，而是靠近上颌左侧中切牙。最后，可见根尖向远中弯曲，表明拔除可能比较复杂（图4）。

患者术前进行了锥形束计算机体层成像（CBCT）检查，结果显示根尖的根方和腭侧骨量充足，拔牙后种植体可植入于天然牙槽骨中（图5）。然而，牙根中部以上冠方唇侧骨板全部吸收，与临床上观察到的重度牙龈退缩相一致。最后，CBCT还显示上颌左侧侧切牙可能存在牙根内吸收。

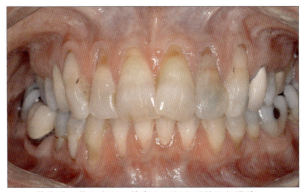

图2　整体观。薄龈表型，伴有上下颌广泛的牙龈退缩

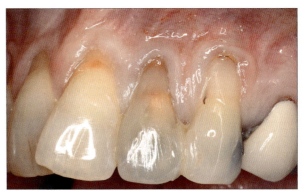

图3　局部观。折裂的上颌左侧侧切牙牙体变色，牙龈退缩4.5mm，颈部有Ⅴ类复合树脂充填修复

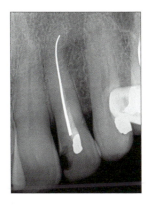

图4　根尖放射线片。可见患牙的折裂程度，先前的银尖根管充填和根尖的弯曲

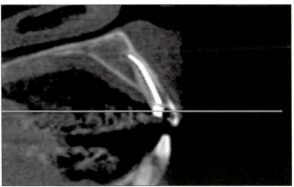

图5　CBCT图像。根向有足量的骨以确保种植体的植入，但唇侧骨丧失达50%

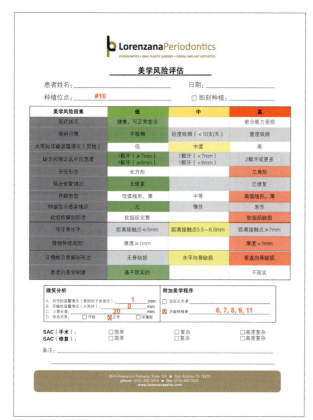

图6　在作者的私人诊所中使用的美学风险评估、微笑分析和SAC表格

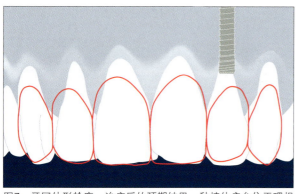

图7　牙冠外形轮廓。治疗后的预期结果。种植体肩台位于理想的龈缘水平的根方3~3.5mm

使用个性化制订的美学风险评估表对患者进行了全面的风险评估。该表格包含了最新更新的美学风险评估表（Martin等，2017）和简明的微笑分析、可能影响种植体植入位置或整体美学效果的所需要的额外美学程序，以及适当的SAC评级（图6）。完成后，这份表格将由患者和修复团队共享。

这名患者可见多个高风险因素，包括三角形牙冠、薄龈表型、软组织缺损、厚度小于1mm的唇侧骨壁表型，以及因牙龈退缩导致的唇侧垂直向骨缺损。中位笑线和可预期的拔牙后水平向骨缺损属于中等风险因素。计划对上颌右侧尖牙、侧切牙、中切牙以及上颌左侧中切牙、尖牙进行牙龈移植。最后，患者的外科手术评级为SAC分类中的C类（高度复杂），修复治疗评级为SAC分类中的A类（复杂）。

图7勾勒出了上颌右侧尖牙至左侧尖牙的理想的龈缘位置以展示理想中的治疗结果。治疗的目标是通过软组织增量获得更理想的、更靠冠方的龈缘水平，可以确定理想的种植体三维位置应位于理想的新龈缘水平的根方3~3.5mm。

治疗方案

为了获得理想的治疗结果，我们考虑了几种治疗方案，如下：

1. 拔除上颌左侧侧切牙并进行牙槽嵴保存，同期对相邻的上颌右侧尖牙至左侧尖牙位点进行自体结缔组织移植。

2. 拔除上颌左侧侧切牙，放置胶原塞，愈合6～8周，早期（Ⅱ型）种植，GBR，对相邻的上颌右侧尖牙至左侧尖牙位点进行自体或同种异体结缔组织移植。

3. 正畸牵出上颌左侧侧切牙，即刻种植，GBR和自体或同种异体结缔组织移植。

4. 拔除上颌左侧侧切牙并进行牙槽嵴保存，同期对相邻的上颌右侧尖牙至左侧尖牙进行自体结缔组织移植，制作固定局部义齿或马里兰桥。

虽然这4个方案都是合理的，但可以立即放弃方案3，因为患者在初次就诊时就已表示她不考虑正畸治疗。在其余的方案中选择了方案2，因为它可以在较短的时间内完成。

采用微创技术拔除上颌左侧侧切牙以保存软组织和周围的牙槽骨（图8）。简而言之，使用电动牙周刀（Powertome 100S，Westport Medical）将牙从牙槽骨中分离，然后使用传统的牙钳将牙齿取出。非创伤性拔除牙齿后，在牙槽窝内放置胶原塞，使用5-0铬肠缝线（Ethicon，Somerville，NJ，USA）缝合固定。拔牙没有做切口，也未造成组织损伤或移位。去除上颌左侧侧切牙的牙根，将其牙冠粘接于邻牙，作为愈合阶段的临时修复体。

拔牙6周之后，上颌左侧侧切牙位点的软组织已经完全愈合且健康，先前的软组织退缩缺损大为改善。此时患者的条件已具备，可进行下一步的种植体植入、GBR和软组织增量（图9）。

手术前，将粘接的牙冠去除，以暴露上颌左侧侧切牙位点（图10）。确认软组织是健康的，且软组织量显著增加，手术后可以实现创口初期关闭。

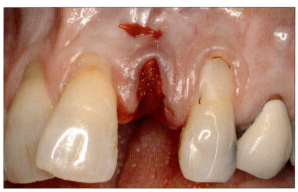

图8　拔除上颌左侧侧切牙，牙槽窝内放置胶原塞

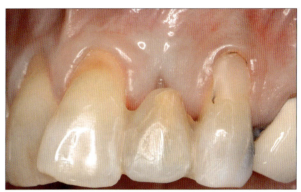

图9　4个月之后上颌左侧侧切牙位点的愈合情况，粘接的临时修复体在位

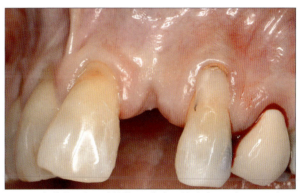

图10　术前的上颌左侧侧切牙位点。拔除术后4个月，上颌左侧侧切牙位点已经完全上皮化，可以准备进行种植体植入和GBR

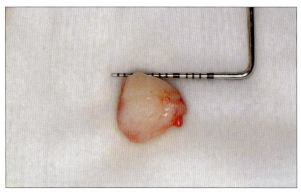

图11 从上颌左侧第二磨牙远中的上颌结节区域获取软组织

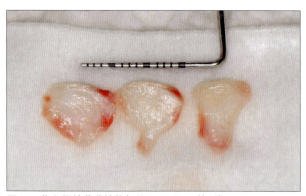

图12 将上颌结节移植物切为1～1.5mm的3片

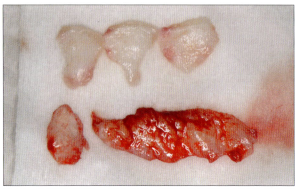

图13 从腭部再获取一些软组织。照片展示了获取的所有软组织

图11和图12展示了从上颌左侧第二磨牙远中的上颌结节处获取的软组织。将软组织仔细地切成理想的软组织移植物厚度：1～1.5mm。

使用单切口技术（Lorenzana和Allen，2000）从左侧腭穹隆处获取额外的软组织。图13展示了获取的所有软组织。

翻全厚瓣，将种植体（Bone Level Narrow CrossFit，直径3.3mm，长度14mm；Institut Straumann AG，Basel，Switzerland）植入计划的正确三维位置，种植体肩台位于理想的龈缘水平根方3mm（图14和图15）。

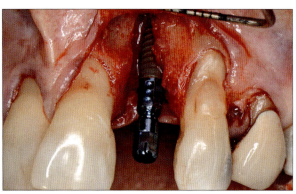

图14 进行GBR和软组织移植之前，将选定的种植体植入正确的三维位置

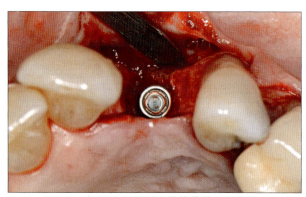

图15 殆面观。上颌左侧侧切牙种植体植入牙槽骨"信封"中，位于牙槽窝偏腭侧

使用专门的隧道器械将软组织分离抬起（Allen End-Cutting Intrasulcular Knife，Allen Periosteal Elevator Anterior，Allen Arrowhead Knife；Hu-Friedy，Chicago，IL，USA），预备从上颌右侧尖牙至左侧中切牙的隧道床（图16）。使用牙周探针来检验隧道预备的连续性。

将较大的结缔组织移植物小心地导入隧道内，使用5-0铬肠缝线环形缝合固定于上颌右侧尖牙至左侧中切牙（图17）。以类似的方式将其余的软组织缝合固定于上颌左侧尖牙。随后，使用Buser等（2008）报道的方法，在上颌左侧侧切牙种植体处行GBR。将自体骨屑置于种植体表面，然后在其上使用去蛋白牛骨矿物质（Bio-Oss；Geistlich，Wolhusen，Switzerland）作为异种移植物。最后，使用双层非交联胶原膜（Bio-Gide；Geistlich）覆盖骨移植物。

使用6-0单丝尼龙缝线（Ethilon；Ethicon）缝合关闭软组织瓣。在软组织移植位点采用悬吊缝合，在GBR位点采用水平褥式缝合和间断缝合（图18）。由于拔除上颌左侧侧切牙后早期愈合阶段软组织量有所增加，因此更容易实现无张力创口初期关闭。

术后放射线片显示种植体三维位置理想，远离邻牙牙根和其他重要结构（图19）。

2周之后的复查随访照片显示愈合顺利，软组织移植部位可见根面完全覆盖（图20）。在愈合阶段，再次将断冠粘接于邻牙，作为临时修复体。

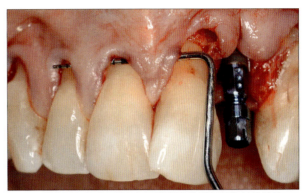

图16　隧道预备完成。使用牙周探针检验隧道预备的连续性

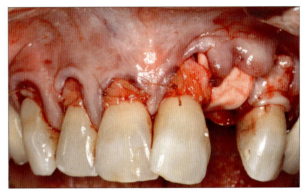

图17　完成GBR程序。软组织移植物就位

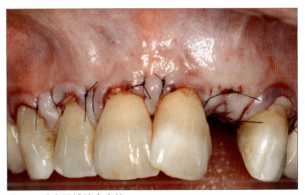

图18　手术区域缝合完毕

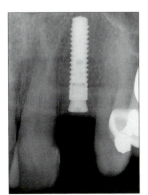

图19　手术结束后即刻根尖放射线片，确认种植体位置

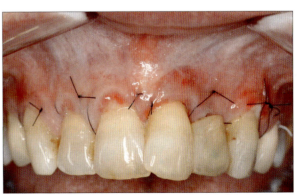

图20　术后2周的情况。软组织愈合良好，非常贴合

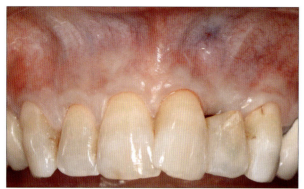

图21 术后4个月的情况。软组织成熟，准备二期手术暴露种植体

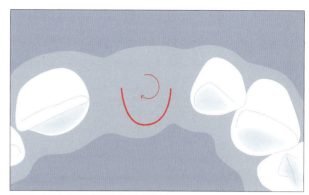

图22 用于暴露种植体的切口设计

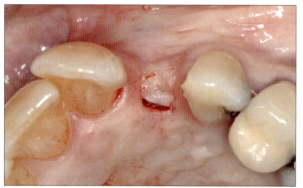

图23 覆盖种植体的软组织，已去上皮并完成U形切口

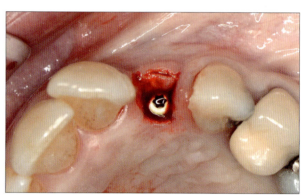

图24 带蒂软组织瓣向唇侧反折，暴露封闭螺钉

术后4个月，软组织已经愈合成熟，准备二期手术暴露种植体（图21）。虽然已经存在足量的角化黏膜带，但暴露种植体这一手术提供了额外的机会增加种植体唇侧的软组织量，为临时修复和软组织成形做准备。

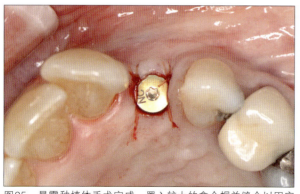

图25 暴露种植体手术完成，置入较大的愈合帽并缝合以固定软组织瓣

在种植体上方采用U形切口设计，以形成可以推向唇侧的带蒂软组织瓣（Barone等，1999；Mühlemann等，2012）。将带蒂软组织瓣反折入唇侧的浅袋中，用愈合帽和缝线将其固定（图22）。

种植位点的𬌗面观表明需要增加唇侧的软组织量（图23）。首先，做U形切口，并用8号细金刚砂球钻（Brasseler，Savannah，GA，USA）对种植体上方覆盖的软组织去上皮。

用Orban刀将软组织翻起，暴露封闭螺钉（直径3.6mm，高2mm）（图24）。使用隧道器械（Allen Periosteal Elevator Anterior；Hu-Friedy）将软组织小心地反折插入唇侧。

将原来的封闭螺钉换成另一个愈合帽（直径4.8mm，高5mm）以帮助固定反折的软组织瓣（图25）。另外，还使用5-0铬肠缝线进一步缝合固定。

制作并戴入临时修复体，开始进行种植体周软组织成形（图26）。同时还拍摄了戴牙后的根尖放射线片，以确认种植体周骨水平稳定（图27）。

制取数字化印模，使用CARES（Straumann）设计和制作个性化氧化锆基台。基台扭矩为35Ncm（图28）。

制作个性化定制染色上釉的二硅酸锂牙冠，使用放射线阻射的粘接剂粘接固位。图29展示了戴入最终修复体的情况。

3年随访时的照片显示，软组织轮廓稳定、对称，龈缘没有炎症或其他并发症（图30）。

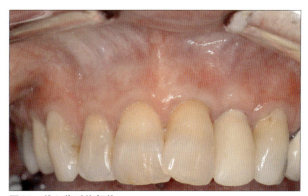

图26　戴入临时修复体

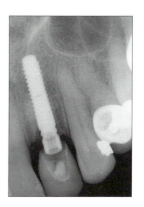

图27　临时修复体就位后的根尖放射线片显示了种植体的愈合情况

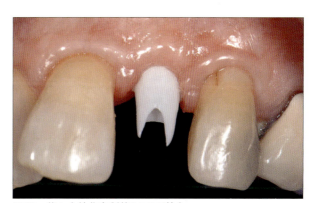

图28　戴入个性化定制的CARES基台

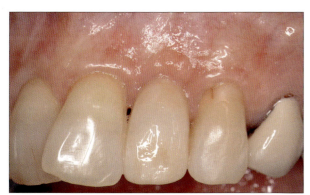

图29　粘接后的最终修复体

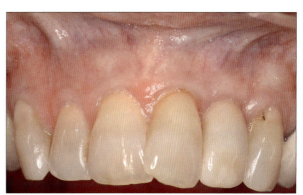

图30　3年之后的上颌前牙整体观。软组织外形轮廓维持良好

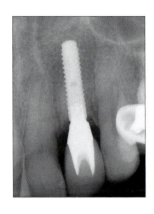

图31　3年之后的放射线片。骨水平维持良好

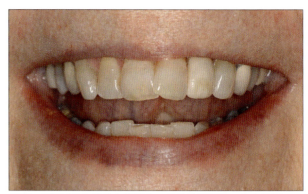

图32　戴牙3年之后的大笑照片。美学效果稳定，令人满意

3年之后的根尖放射线片显示，最终修复体的穿龈轮廓与种植位点的骨轮廓协调一致，种植体全长，尤其是在种植体肩台周围的骨水平保持稳定（图31）。

在3年随访时患者的笑容清晰地表明她对美学结果非常满意（图32）。

讨论

在部分牙列缺失的情况下，患者往往存在多种问题影响美学。在本病例中，整个上颌前牙区严重的牙龈退缩，使失败的上颌左侧侧切牙的美学种植修复变得复杂。种植位点和邻牙的附着丧失，为如何获得理想的种植体三维位置、如何安排种植体植入和软组织重建的顺序带来了挑战。采用Ⅱ型种植（延迟即刻种植），先让上颌左侧侧切牙位点软组织再生，再进行种植体植入和相关的重建程序，从而简化了种植/重建程序。

文献评述和荟萃分析持续证实上皮下结缔组织移植是根面覆盖面积（Wennström，1996；Oates等，2003；Chambrone和Tatakis，2015）和长期稳定性（Hofmänner等，2012）方面的"金标准"。文献中已经报道和研究了多种结缔组织移植的方法。在本病例，选择在结缔组织移植受区采用隧道技术，有几项临床上的优点：避免了水平向和垂直向切口，由此保存了牙间乳头的血供，加快愈合，减少瘢痕，美学效果更佳，术后不适更少（Allen A，1994；Mahn，2001；Allen E，2010）。

无论选择哪种治疗方式进行根面覆盖，对于治疗方法的适应证和如何应用这些方法的认识，对于需要在美学区进行种植治疗的部分缺牙患者中的复杂重建病例来说，都有宝贵的价值。

6.8 使用结缔组织移植对上颌切牙位点骨水平种植体进行唇侧软组织增量

E. Lorenzana, K. Riewe

众所周知结缔组织移植在应用于根面覆盖方面的长期成功（Cairo等，2014；Chambrone和Tatakis，2015）。尽管最近的系统评述发现种植体周软组织增量的科学证据有限（Thoma等，2009，2014；Levine等，2014），但该技术以其可预期性、美学效果和用途广泛，对于软组织质与量不足的种植体周和桥体位点的治疗效果已成功见诸文献（Silverstein和Lefkove，1994；Akcalı等，2015）。软组织缺损或软组织量不足会对种植体支持的最终修复体的穿龈轮廓和外形轮廓造成不利影响（Lorenzana，2008）。相应的，这些缺陷会导致不良的美学效果。

本病例展示了应用结缔组织移植进行上颌左侧侧切牙位点骨水平种植体的唇侧软组织轮廓增量。

病例情况

一名47岁的健康女性经转诊前来就诊，评估和治疗她的上颌左侧侧切牙位点种植体支持式临时冠修复体唇侧软组织量不足。患者最近做了临时修复，但修复医生和患者都对修复体的穿龈轮廓不满意。具体来说，患者在微笑时可以看到软组织的不足和不自然的牙冠形态（图1）。微笑分析显示，患者为中位笑线，左右对称，仅在大笑时可见牙间乳头。患者的口腔卫生状况良好（全口菌斑评分＜10%），全口探诊检查表未见深于4mm的牙周袋。

上前牙的整体观显示患者为中厚牙龈表型，上颌右侧尖牙至左侧尖牙牙冠为修复体，长方形牙冠（图2）。

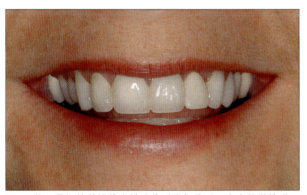

图1 戴入最初的种植体支持式临时修复体后，患者的微笑观。中位笑线。上颌左侧侧切牙牙冠的穿龈轮廓明显不佳

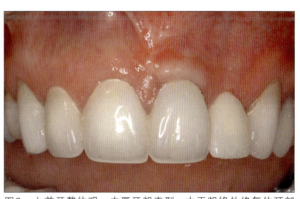

图2 上前牙整体观。中厚牙龈表型，由于龈缘处修复体颈部1/3的缺陷，上颌右侧侧切牙和左侧侧切牙不对称

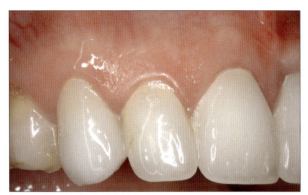

图3 天然牙修复后的外形轮廓

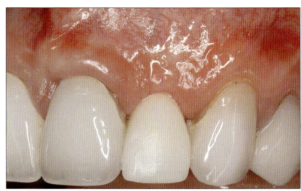

图4 上颌左侧侧切牙种植体临时冠的外形轮廓。左右对比凸显了穿龈轮廓的不对称

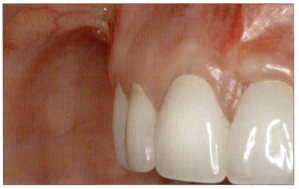

图5 上颌右侧侧切牙的侧面轮廓

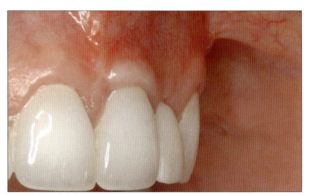

图6 上颌左侧侧切牙种植体的侧面轮廓，凸显了软组织量的不足

虽然种植体看起来处于理想的三维位置，但上颌右侧侧切牙和上颌左侧侧切牙之间明显缺乏对称性，龈缘处修复体颈部1/3存在缺陷。

上颌右侧侧切牙和上颌左侧侧切牙的左右对比更清楚地显示了由于唇侧软组织量不足而导致的牙冠形态和轮廓的不对称（图3和图4）。此外，上颌左侧中切牙和上颌左侧尖牙的牙冠边缘暴露可见（图4）。

观察上颌右侧侧切牙和上颌左侧侧切牙种植体的长轴，可以进一步明确，上颌左侧侧切牙种植体的不自然的穿龈轮廓是由于软组织量不足导致的（图5和图6）。

图7说明了缺乏软组织支持是如何导致修复体颈部外形轮廓不足的。建议增加上颌左侧侧切牙种植体唇侧的结缔组织，重新调整临时修复体，以获得理想的形态和穿龈轮廓（图7）。

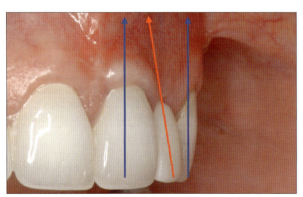

图7 上颌左侧侧切牙种植体唇侧的软组织缺损，影响修复体的穿龈角度

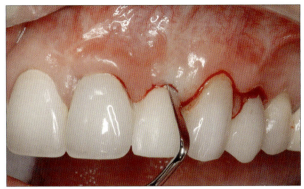

图8 使用特殊设计的末端切割刀开始隧道预备

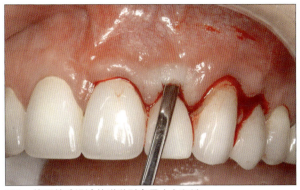

图9 使用特殊设计的隧道剥离子小心翻瓣

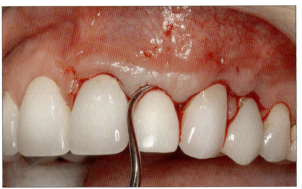

图10 使用弧形的通用型牙周刮治器分离抬起龈乳头,松弛其他软组织

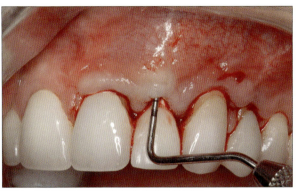

图11 牙周探针显示了软组织袋预备的深度

使用专门设计的末端切割刀（Allen End-Cutting Intrasulcular Knife；Hu-Friedy，Chicago，IL，USA）做初始切口。切口从上颌左侧中切牙的唇侧正中到唇侧远中，环绕上颌左侧侧切牙种植体，然后到上颌左侧尖牙的唇侧近中和唇侧正中。切口进一步延伸穿过上颌左侧尖牙远中的龈乳头。这种切口设计可以最大限度地翻瓣和松弛张力，使软组织瓣能向冠方移动（图8）。

使用特殊设计的隧道剥离子翻软组织瓣，在软组织袋内钝性分离，最大限度地避免软组织瓣穿孔或撕裂（Allen Periosteal Elevator Anterior；Hu-Friedy）（图9）。

使用弧形的通用型牙周刮治器（Younger-Good 7/8；Hu-Friedy）分离抬起牙间乳头，松弛其他软组织，完成隧道的预备（图10）。

最后，使用牙周探针来检验隧道预备的连续性，以及软组织袋是否可以容纳结缔组织移植物（图11和图12）。

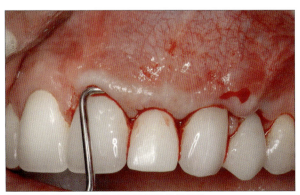

图12 使用牙周探针检查隧道预备的连续性

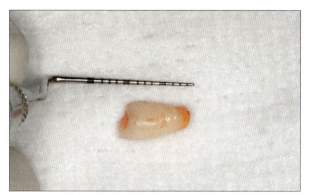

图13　最初从上颌结节处获取的软组织移植物

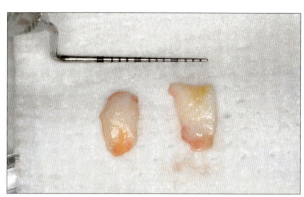

图14　在移植前将软组织移植物修整为理想厚度

传统的结缔组织供区往往是腭穹隆（Langer和Langer，1985；Lorenzana和Allen，2000）。当然，也有其他供区，最常作为第二选择的供区是上颌第二磨牙远中的上颌结节区域（Studer等，1997）。上颌结节作为供区的优点是，远离舌部，组织密度高，所报告的并发症发生率低，疼痛也较少（Rojo等，2018；Amin等，2018；Godat等，2018）。最近的一项组织学研究发现，与腭部移植物相比，上颌结节移植物中的固有层更多，黏膜下层较少，作者认为这对软组织增量是有益的（Sanz-Martín等，2018）。

患者上颌左侧第二磨牙远中的上颌结节区域可提供足量的软组织。图13和图14展示了从该区域获取的软组织，随后将其仔细地切开，以获得上颌左侧侧切牙位点所需的大约2mm的理想厚度的移植物。其他的软组织准备放在上颌左侧尖牙处。

使用牙周探针牵开软组织，5-0铬肠缝线（Ethicon；Somerville，NJ，USA）从软组织袋的根方进针，从隧道预备的冠方出针（图15）。

接着，将线穿入结缔组织移植物预期将来的根方。将针重新插入软组织袋内，从隧道的根方穿出。这使得缝线可以将移植物引导入软组织袋内，并将其固定于根方（图16）。

图17展示了将结缔组织移植物从龈沟处引导入软组织袋内。

最后，使用5-0铬肠缝线环形缝合，将结缔组织移植物冠向固定。其他的软组织置于上颌左侧尖牙处（图18）。

使用6-0尼龙缝线（Ethicon）环形缝合，冠向推进和缝合固定软组织瓣（图19）。

沿上颌左侧侧切牙种植体长轴可见所获得的软组织增量的效果（图20）。

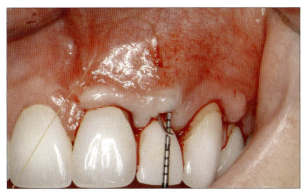

图15 首先将铬肠缝线穿入软组织袋中

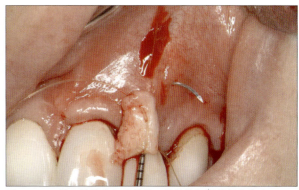

图16 5-0铬肠缝线穿入移植物，并从软组织袋根方穿出

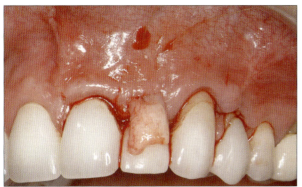

图17 结缔组织移植物由铬肠缝线引导入软组织袋内

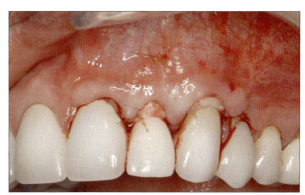

图18 将结缔组织移植物固定在预备好的隧道中

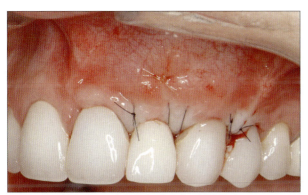

图19 最后使用6-0尼龙缝线完成手术区域的缝合

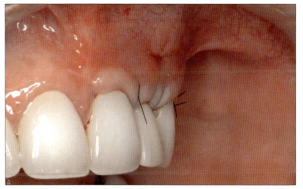

图20 沿上颌左侧侧切牙种植体长轴可见所获得的软组织增量的效果

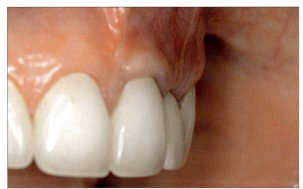

图21 术后5周上颌左侧侧切牙种植体的侧面观，愈合良好，软组织体积增加

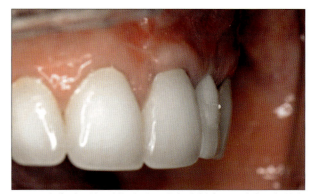

图22 在临时冠的唇侧添加光固化复合树脂，以确定理想的穿龈轮廓

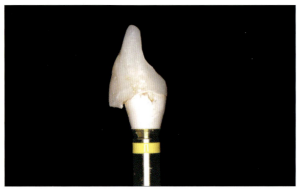

图23 就位于NC替代体上的临时修复体显示牙冠外形轮廓和临时基台边缘之间的差异

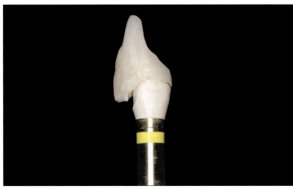

图24 将临时基台的边缘向根方移位

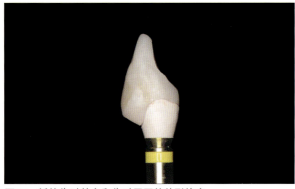

图25 新的临时基台和临时牙冠的外形轮廓

术后5周，软组织增量效果明显（图21），此时可以开始使用临时修复体进行软组织成形了。

这个过程的第一步是在去除临时修复体之前，使用复合树脂形成理想的最终修复牙冠的外形轮廓（图22）。

移除临时冠和临时基台后，理想的穿龈轮廓和临时基台边缘之间的差异很明显（Narrow CrossFit PEEK；Institut Straumann AG，Basel，Switzerland）（图23）。

接下来，重新预备基台，形成更靠近根方的终止线（图24）。这可以使从基台到牙龈顶点处的外形高点之间的过渡更加平滑。本病例使用了可调改的PEEK塑料临时基台。也可以选择一体式螺钉固位的临时冠进行组织成形。这种方式可以避免任何可能对组织造成刺激的粘接终止线。

图25展示了处理完成的临时基台和临时冠。

图26展示了软组织增量和重新修改了临时基台和临时冠之后，戴入临时修复体的情况。

沿长轴观察临时修复体，可见软组织量有了显著增加，穿龈轮廓也有所改善（图27）。

患者对她笑容的改善非常高兴，同意进行最终修复（图28）。

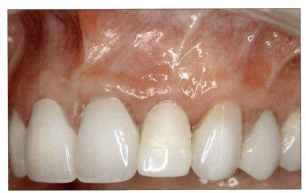

图26　戴入修改后的临时修复体

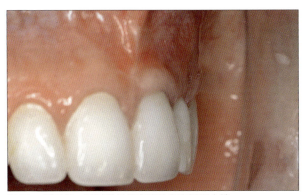

图27　侧面观，显示理想的穿龈轮廓和组织支撑

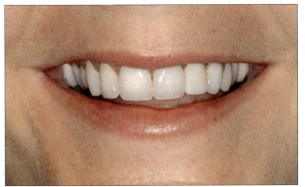

图28　患者现在对她的笑容很满意

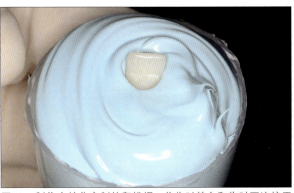

图29　制作个性化定制的印模帽。将临时基台和临时冠连接于NC替代体上，包埋入咬合记录材料中

为了准确地将穿龈轮廓转移到主模型上以制作最终修复体，制作了一个个性化定制的印模帽（图29～图31）。首先，移除临时基台和临时冠，将其连接就位于Narrow CrossFit替代体上。在基台和牙冠周围涂抹凡士林，使用咬合记录材料（Blu-Mousse；Parkell，Edgewood，NY，USA）包埋，待其凝固（图29）。用红色的永久性记号笔在其唇侧方向做标记，以作为参考。取出临时牙冠和基台，留下穿龈轮廓的外轮廓线（图30）。将Bone Level NC印模帽置入印模，缓慢加入复合树脂材料，填补印模帽周围的空隙，光固化至其固化（图31）。

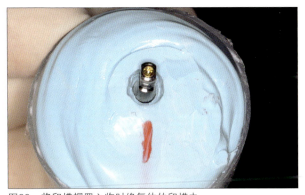

图30　将印模帽置入临时修复体的印模中

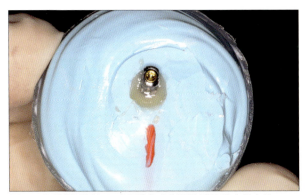

图31　印模帽周围加入光固化复合树脂填满印模中的空隙

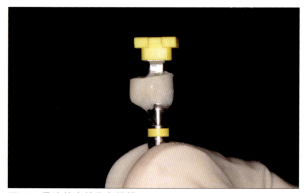

图32　最终的个性化印模帽

最终的个性化印模帽已经制作完成，准备制取印模（图32）。

在个性化定制的印模帽的唇侧做了标记，以确保它以正确的方向在口内就位（图33和图34）。由于印模帽的形态完全复制自临时修复体，在取印模的过程中它保持着对软组织的支撑，从而将理想的最终修复体的形态转移到技工室。

图35和图36展示了最终的一体式螺钉固位金属烤瓷修复体戴入3年之后。软组织稳定，没有炎症或并发症。

最终修复体戴入3年之后的侧面观显示，结缔组织移植后的软组织增量保持稳定（图37）。

最终修复体戴入3年之后患者的微笑照片清楚地表明了她对美学效果的满意（图38）。

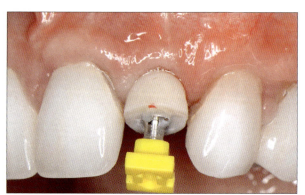

图33　个性化定制的印模帽就位，唇侧观

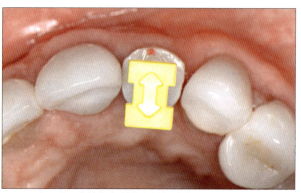

图34　𬌗面观。个性化定制的印模帽就位

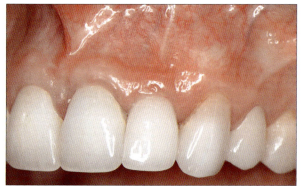

图35　戴入最终修复体3年之后

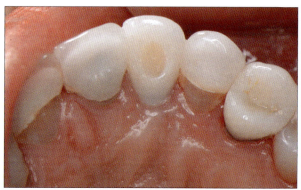

图36　𬌗面观。螺钉固位的最终修复体

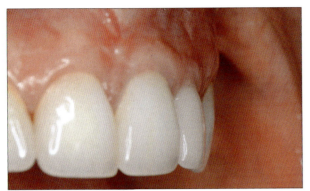

图37 戴入最终修复体3年之后的侧面观

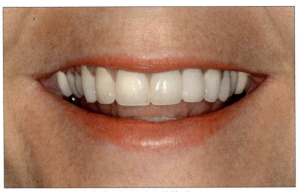

图38 戴入最终修复体3年之后，微笑观

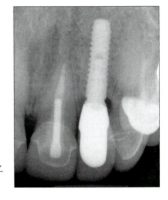

图39 戴入最终修复体4年之后的根尖放射线片

戴入最终修复体4年之后的放射线片显示种植体周骨水平稳定，最终修复体的穿龈轮廓与种植位点的骨弓轮廓协调一致（图39）。

讨论

生物学、工艺或美学并发症可能发生于种植重建过程中的任何阶段。在本病例中，在戴入最终修复体前发现问题是幸运的，因为相比最终修复体戴入之后，在临时修复阶段调改修复体和进行附加的外科重建手术要相对容易一些。此外，种植体周软组织边缘没有发生退缩，否则情况就会更加复杂。

本病例种植体处于理想的三维位置，患者和将她转诊的牙医的主诉是种植体唇侧软组织量不足，导致临时修复体的穿龈轮廓不佳。文献中有许多关于结缔组织移植以进行种植体周软组织增量的病例报告（Silverstein和Lefkove，1994；Akcalı等，2015）。结缔组织移植技术仍然是天然牙和种植体周软组织增量的首选方法（Thoma等，2009，2014；Levine等，2014）。

从临床角度来看，减少手术过程中的创伤和并发症的发生对于患者和医生都很重要。隧道技术和替代获取技术的发展可以帮助实现这一目标（Allen，1994；Lorenzana和Allen，2000；Godat等，2018）。在本病例中，位点预备采用了隧道技术，并从上颌结节区域获取了软组织。如前所述，

供区部位远离舌部、软组织密度高、报道的并发症发生率低和疼痛较少都是上颌结节供区的优点。由此可以实现所需的软组织增量，从而获得理想的美学和功能结果。

尽管如最近的文献评述所述，针对这些类型的情况尚缺临床对照试验研究，但许多病例系列和病例报告，例如本文所述的病例，为这些技术的应用提出了积极的支持。建议对此进行进一步长期临床对照试验研究。

致谢

修复程序

Kurt Riewe, DDS–San Antonio, TX, USA

技工室程序

3D Ceramics–San Antonio, TX, USA

6.9　美学区软组织开窗的治疗

N. MacBeth, N. Donos

病例情况

一名42岁的男性因上颌左侧中切牙种植体支持的牙冠附近出现肿胀而就诊。肿胀已有大约3周，并且局限于种植体唇侧和腭侧的软组织。手指按压可见溢脓，牙冠唇侧正中和远中出现局部软组织退缩。

大约4个月前，患者曾出现过一次肿胀，当时在种植体支持的牙冠的唇侧和腭侧也发现了局限性的溢脓。对该区域进行龈下清创后，炎症部分缓解，但在随后的6个月里软组织边缘进行性退缩，龈缘下方3mm处出现引流窦道（图1a～c）。

该区域没有任何的疼痛或不适，但患者担心种植位点的感染会导致种植体周骨丧失，进而影响到种植体的长期留存。他还对上颌左侧中切牙和上颌左侧侧切牙位点的软组织退缩的程度感到担忧，因为组织丧失很明显可见，影响了他微笑时的自信。

患者因牙髓治疗的并发症导致失牙，于2004年植入该种植体。2011年，该区域受到局部外伤，更换了一个种植体支持的牙冠。种植体支持的牙冠周围的软组织退缩首次记录于2013年，在随后的5年中没有关于上颌左侧中切牙至左侧第一前磨牙的进行性附着丧失或额外的牙龈退缩的病历记录。

患者没有相关的病史，也没有日常用药，无过敏史。患者不吸烟，偶尔有夜间副功能磨牙习惯。患者报告说有工作时用前牙咬笔的习惯。

患者在牙科定期就诊。被诊断出磨牙区的局限性牙周炎（Ⅱ期/A级）和上颌左侧中切牙种植体周黏膜炎之后，每年进行牙周维护治疗。

患者目前的口腔卫生维护包括每天使用两次电动牙刷，偶尔使用TePe邻间刷（TePe Munhygien-produkter，Malmö，Sweden）。患者之前被建议使用电动牙刷，以减少手动刷牙牙齿过度磨损风险。

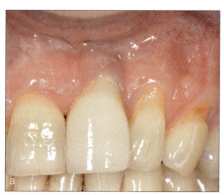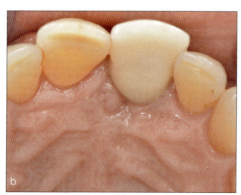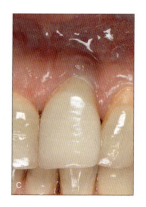

图1a～c　上颌左侧中切牙种植体支持的牙冠唇侧的局限性软组织退缩和窦道形成

术前检查和诊断

临床检查见患者为Ⅰ类上下颌骨关系；无淋巴结肿大；无颞下颌关节异常，无关节弹响、破碎音或杂音，下颌运动范围无受限。

口内检查见左侧颊黏膜白线明显，舌部和口腔软组织色泽粉红、健康。

上颌左侧中切牙种植体支持的牙冠周围有软组织炎症，表现为种植体周软组织领口发红、水肿，轻压可见唇侧和腭侧软组织边缘溢脓。在上颌左侧中切牙牙冠的唇侧正中软组织边缘下方有一3mm局限性引流窦道。

全口探诊检查记录表显示，上颌左侧中切牙种植体支持的牙冠的唇侧近中、唇侧正中和唇侧远中面的探诊深度为3mm，而相应的腭侧面的探诊深度为5mm（图2）。在牙冠/基台界面未见菌斑或牙石的沉积，但颊侧和腭侧的软组织边缘有探诊出血。全口菌斑评分（FMPS）为3%，全口探诊出血评分（FMBS）为4%。在21、27、28、37、38位点检出了深度超过3mm的牙周袋。口内普遍牙龈退缩，回顾临床病历，2013年开始有记录上颌左侧中切牙种植体支持的牙冠的局限性软组织退缩。随后的6个月里软组织水平稳定下来，在接下来的5年里没有进一步的附着丧失的病历记录（图3）。

检查可见，上颌左侧中切牙种植修复体是一个个性化定制的氧化锆基台和粘接固位的Nobel Procera牙冠。在腭侧，牙冠和基台之间有一个边缘小缝隙。下颌左侧第一磨牙和下颌右侧第一磨牙可见间接修复的铸造金修复体。16-11、22-26、32-35、41-45有牙齿表面磨损的表现。表面磨损主要局限于前牙的切端、前磨牙和磨牙的颊侧（图4）。

咬合关系检查显示为安氏Ⅰ类咬合，覆𬌗覆盖均正常。下颌右侧和左侧侧方运动时有尖牙引导，在下颌前伸运动时上下切牙保持接触。上颌左侧中切牙牙冠未见松动。

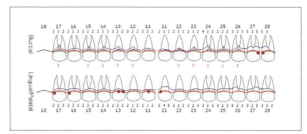

图2　紧急预约时的全口牙周探诊检查记录表

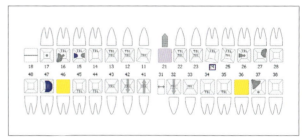

图3　就诊6个月前的上颌牙周探诊检查表

图4　牙科检查表

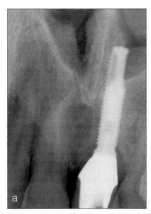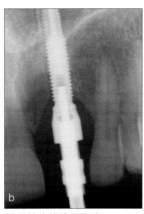

图5a，b   更换新牙冠时和就诊时的种植体的放射线片

口内放射线片显示上颌左侧中切牙位点为种植体（Brånemark MK-III TiUnite，直径3.75mm，长度18mm；Nobel Biocare，Kloten，Switzerland），种植体穿过鼻底。在冠方，种植体近中面的牙槽骨水平位于种植体第二条螺纹，远中面则位于第一条螺纹。与之前的放射线片对比，5年前更换牙冠之后没有发生进行性骨丧失（图5a，b）。咬合翼片显示磨牙区有1～2mm的水平骨丧失。

诊断

诊断结果如下：

- 上颌左侧中切牙种植体周黏膜炎。
- 局限型牙周炎（Ⅱ期/A级），目前病情稳定。

- 基台水平脓肿伴引流窦道，与上颌左侧中切牙牙冠/基台界面存在的边缘缺隙相关。
- 副功能磨耗导致的牙齿表面缺损（轻度）。

治疗计划

稳定阶段：

- 加强口腔卫生，重点是上颌左侧中切牙种植体和磨牙区的牙间与龈缘。
- 上颌左侧后牙区龈下清创。
- 根据累加阻断支持治疗（CIST）的方案（Lang等，2004），对种植体的冠方领口进行局部清创，并对该部位进行龈下冲洗。
- 每次就诊时记录FMPS和FMBS，以检查患者的主观能动性和口腔卫生情况。
- 6个月之后，重新记录牙周探诊和牙龈退缩检查表。
- 移除种植体支持的牙冠和基台，在上颌左侧中切牙种植体上放置封闭螺钉，以促进软组织的愈合和封闭。

再生阶段：

- 在上颌左侧中切牙/上颌左侧侧切牙位点进行上皮下结缔组织移植并结合冠向推进瓣，对上颌左侧中切牙种植体和上颌左侧侧切牙进行软组织增量（Bassetti等，2017）。
- 愈合3个月之后暴露种植体。
- 调整种植体支持的牙冠的穿龈轮廓，以减少牙间乳头的丧失。
- 检查以确定是否需要附加的牙周移植手术进行软组织退缩缺损的覆盖。

长期维护：

- 6个月和12个月时进行牙周复查，以监测种植体周软组织状况和牙齿的附着水平。
- 12个月时对上颌左侧中切牙位点和上颌左侧进行放射线复查。
- 加强口腔卫生，包括牙间清洁，必要时进行额外的与牙周病因相关的治疗。

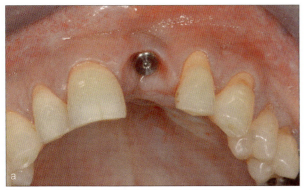
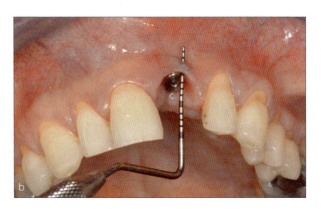

图6a，b 移除修复上部结构2周之后的软组织愈合情况

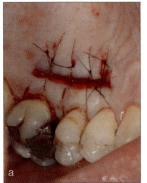
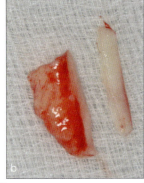

图7a，b 从腭部获取的结缔组织

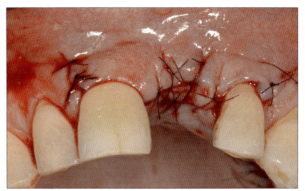

图8 结缔组织移植，冠向推进软组织瓣

治疗过程

最初的治疗包括对上颌左侧后牙区进行局部龈下清创，并加强患者的口腔卫生。加强牙间区域的日常清洁，在磨牙区使用Oral-B的Superfloss牙线（Procter & Gamble，Weybridge，UK）和TePe牙间刷（TePe Munhygienprodukter）。

由于牙冠/基台连接处存在边缘缺损，移除种植体支持的牙冠和修复基台可以消除细菌污染，从而解决该位点的慢性感染。因此，剖开牙冠，获得取出固位螺钉的通道。将其移除之后，放置封闭螺钉以促进软组织在种植体位置上的生长和覆盖（图6a，b）。在局部麻醉下使用钛种植体刮治器（Hu-Friedy，Chicago，IL，USA）和橡胶抛光杯对种植体冠方颈部表面进行非手术清创处理。

使用丙烯酸树脂上颌临时局部义齿（Every design）替代原来的牙冠，其桥体形态利于保留牙间乳头结构。

根据Bruno（1994）描述的技术，在上颌右侧第一前磨牙至上颌右侧第一磨牙的腭侧切取18mm×10mm的结缔组织移植物（图7a，b）。去除移植物的上皮层，然后预备受区。

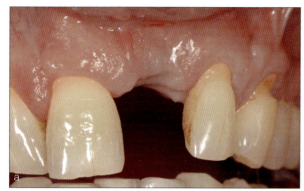

图9a，b 软组织移植12周之后种植位点的情况

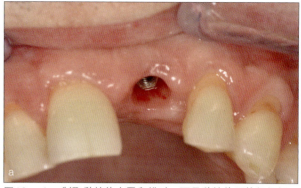

图10a，b 制取种植体水平印模时，可见种植体周软组织领口的厚度增加

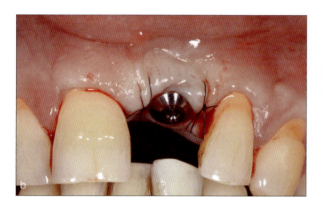

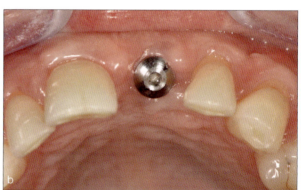

翻梯形全厚瓣至膜龈联合水平。在膜龈联合以外做半厚瓣，下方的牙槽骨仍为骨膜和结缔组织所覆盖（Langer和Langer，1985）。然后用15号刀片沿整个受区的基底做骨膜松弛切口（Harris，1992），以使软组织瓣可以冠向推进并实现部分根面覆盖。用钛刮治器（Hu-Friedy）对Brånemark种植体暴露的颈部表面进行清创。使用6-0缝线（Ethilon；Ethicon，Johnson & Johnson，New Brunswick，DE，USA）（图8）缝合固定冠向推进的软组织瓣，共缝合9针。开止痛药以控制疼痛。

然后指导患者使用葡萄糖酸氯己定含漱直至7天后拆线。使用丙烯酸树脂义齿临时替代上颌左侧中切牙牙冠，调改义齿以消除可能对移植区域产生的任何压力。

移植区域愈合12周之后进行第二次手术（图9a，b）。此时，可见角化附着黏膜的厚度显著增加，预约就诊制取种植体水平印模时，可以观察到近中和远中的邻面软组织增厚（图10a，b）。

此时记录的牙周探诊深度（图11）表明，上颌左侧中切牙种植体的软组织领口的高度增加到了4mm，上颌左侧侧切牙位点的牙龈退缩减少了2～3mm。上颌左侧象限的牙周袋也减少了，患者的出血和菌斑评分保持在3%以下。

REC		132	101	222	122	221	121	000			222	133	222	222	233	200	000
PPD (P)		333	333	223	222	222	222			444	222	222	222	222	333	334	334
PPD (B)		333	222	222	222	223	222			434	222	222	222	233	433	334	334
牙位		17	16	15	14	13	12	11		21	22	23	24	25	26	27	28
牙位		47	46	45	44	43	42	41		31	32	33	34	35	36	37	38
PPD (B)		333	322	222	222	322	222	222		222	222	222	323	233	333	333	
PPD (L)		333	323	222	222	222	222	222		222	222	223	322	333	334	433	
REC		001	000	121	122	221	000	021		000	021	232	232	222	110	000	000

图11 暴露种植体前牙周探诊的深度

制作新的修复牙冠，调整了穿龈轮廓，以促进牙间乳头组织的增加，减少这个区域的邻间隙。新的个性化基台连接处设置于重建的软组织水平，以确保牙冠/基台连接处易于清洁（图12a，b）。

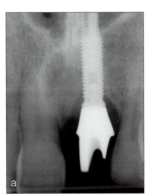
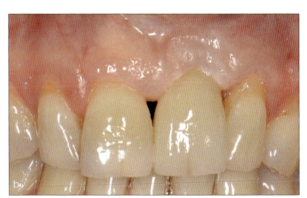

图12a，b 戴入新制作的牙冠

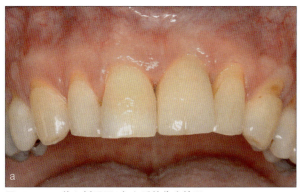

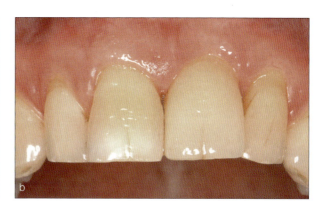

图13a～c　戴入新牙冠2年之后的临床情况

图14　戴入新牙冠2年之后的全口牙周探诊检查表

		17	16	15	14	13	12	11		21	22	23	24	25	26	27	28
REC		132	101	222	122	221	121	000		011	222	133	222	222	233	200	
PPD (P)		333	333	223	222	222	222	222		444	222	222	222	333	334	334	
PPD (B)		333	222	222	222	222	223	222		434	222	322	223	333	433	334	
牙位		17	16	15	14	13	12	11		21	22	23	24	25	26	27	28
牙位		47	46	45	44	43	42	41		31	32	33	34	35	36	37	38
PPD (B)		333	322	222	322	222	222			222	222	223	322	323	233	333	333
PPD (L)		333	323	222	222	222	222			222	222	223	322	333	334	433	
REC		001	000	121	122	221	000	021		000	021	232	222	110	000	000	

戴入2年之后对修复结构的检查表明，软组织领口的位置几乎没有变化，软组织移植术后获得的部分软组织覆盖保持稳定（Thoma等，2014）（图13a～c和图14）。

讨论

成功的种植治疗需要将种植体植入于牙槽骨中最佳的垂直向和水平向位置，这有利于形成健康的种植体周软组织领口（Garber，1996），减少种植体周黏膜并发症的风险（Mezzomo等，2011；de Lange，1994；Bartee，2005）。

对于种植体的成功来说，种植体周黏膜领口的特征非常重要（Tinti和Parma-Benfenati，2012）。据报道，角化组织的牙龈形态（Abrahamsson等，1999）和种植体周软组织量（Abrahamsson等，1999；Puisys和Linkevicius，2015）会对种植体周软组织形成过程中的边缘骨失有影响，以及影响黏膜缘的长期稳定性（Zarb和Schmitt，1990；Thoma等，2018b）。

较宽的角化软组织边缘具有潜在的优势（Zarb和Schmitt，1990），有助于抵抗黏膜炎症（Bassetti等，2017），增加细胞外基质量（Cardaropoli等，2006；Giannobile等，2018），增强机体的再生性反应（Nauta等，2011；Chappuis等，2017）。

可以观察到当薄龈表型的患者种植体周黏膜缘 < 3mm时，牙槽骨和软组织丧失的风险更高（Thoma等，2014；Thoma等，2018b）。这一发现表明，应重视角化组织的维持和保留，以及种植体植入时联合结缔组织移植以补偿愈合期软组织的重建（Thoma等，2014；Thoma等，2018）或出现软组织边缘退缩时采用手术方式进行种植体周软组织增量（Bassetti等；Jepsen等，2015）。

有多种增量技术可供临床医生采用：自体游离龈移植（Simons等，1993）、结缔组织移植（Wiesner等，2010）、使用异种移植物（Sanz等，2009）或同种异体移植物。尽管对于最佳的软组织增量方法的意见不一，但使用自体结缔组织移植是在增加黏膜厚度和角化龈缘的宽度方面最为有效（Thoma等，2014；Giannobile等，2018；Bassetti等，2017）。

愈合后，可以观察到结缔组织移植部位的边缘骨丧失明显减少，探诊出血、探诊深度和菌斑评分没有显著变化（Lin等，2013；Gobbato等，2013）。增量部位也有更高的美学评分和更好的美学效果（Thoma等，2014），愈合后的软组织退缩和移植部位并发症的风险很小（Bassetti等，2017；Giannobile等，2018）。

本病例所获得的功能和美学的改善表明，结缔组织移植联合冠向复位瓣是治疗种植体周黏膜炎及其相关的基台水平脓肿窦道的有效方法。

6.10　下颌切牙软组织开裂的覆盖

M. Roccuzzo

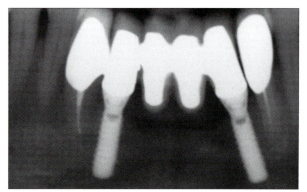

图1　治疗后的曲面体层放射线片，显示下颌左侧侧切牙和右侧侧切牙种植体支持式四单位桥修复体

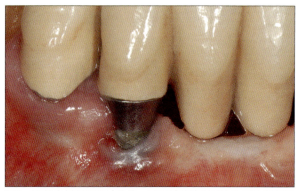

图2　下颌右侧侧切牙种植体。可见种植体表面的菌斑聚积和种植体周黏膜炎

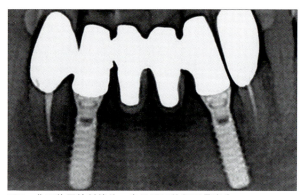

图3　曲面体层放射线片。未见明显的邻面骨丧失

2003年9月，一名70岁的女性经转诊前来种植下颌4颗切牙以替代天然牙。经过初期的牙周治疗准备，保证良好的口腔卫生能动性和依从性，全口菌斑评分（FMPS）<25%，为患者在下颌左侧侧切牙和右侧侧切牙位点植入了两颗种植体（Tissue Level S RN，直径3.3mm，长度12mm；Institut Straumann AG，Basel，Switzerland）以支持四单位桥修复体。手术和修复程序都很顺利，没有出现并发症。桥修复体粘接固位后，拍摄了放射线片（图1）。基线时的种植体周探诊证实没有超过4mm深的牙周袋。

患者被纳入一个个性化制订的牙周/种植体周支持治疗（SPT），包括对生物学并发症风险的持续评估。根据不同的时间间隔召回患者复诊，对患者进行宣教、指导口腔卫生程序，根据需要进行龈上洁治。

2012年11月，患者前来就诊，主诉为下颌右侧区域的不适和触痛，这种情况已持续数周。临床检查发现下颌右侧侧切牙位点有种植体周软组织炎症。可见下颌右侧侧切牙种植体冠方部分有软垢堆积（图2）。曲面体层放射线片（图3）显示，两颗种植体没有明显的邻面骨丧失。因此诊断为种植体周黏膜炎伴软组织开裂。

在任何手术干预之前首先应该进行非手术治疗。这为临床医生提供了时间来评估组织的愈合反应以及患者实施有效的口腔卫生的能力（Renvert和Polyzois，2015）。最初的治疗包括使用钛刮治器和带有PTFE涂层工作尖的超声设备仔细清创和清洁患病区域,以减少损伤种植体表面的风险。使用橡胶杯和抛光膏将种植体抛光。用超声设备进一步清除口腔其他部位的菌斑、牙石。

6周之后,即2013年1月,患者前来复诊。临床照片显示,软组织状况显著改善,该区域菌斑软垢的积聚明显减少(图4)。

虽然初步的非手术治疗减轻了种植体周黏膜的炎症,但仍可见种植体部分粗糙表面暴露。有充分的证据显示,种植体的粗糙表面暴露于细菌污染可能会额外增加生物学并发症的风险(Louropoulou等,2012;Bermejo等,2019)。然而,对于这种情况的最佳治疗方法,目前还尚缺循证证据。

我们与患者讨论了3种治疗方案,包括它们相应的优点和缺点:

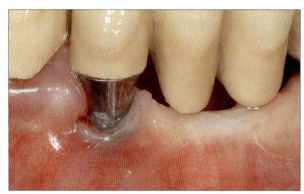

图4 经过初步的非手术治疗后,软组织炎症明显减轻

- 第一种方法是,使用不同的车针简单地磨平、抛光种植体暴露在口腔环境中的粗糙表面,以便于患者能够有效地清理其表面的菌斑。这个方案是微创的,但可能无法建立起种植体周有效的保护屏障。
- 第二种方案是使用骨移植物和屏障膜进行种植体周的引导骨再生,以恢复最初的状态。GBR程序是一种敏感型的外科手术,其成功取决于理想的骨移植物的稳定和创口初期关闭。在目前的情况下,这可能更为困难,而且需要移除桥修复体。
- 第三种方案是采用结缔组织移植来治疗软组织开裂。经过和患者讨论每种治疗方案的优缺点后,决定采用第三种治疗方案。

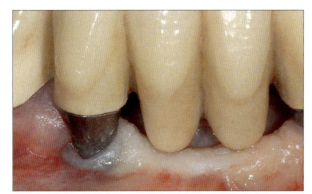

图5　手术当天的临床情况，菌斑控制良好，没有炎症迹象

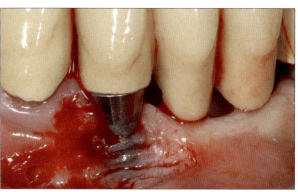

图6　在种植体唇侧翻梯形半厚瓣。将解剖龈乳头的唇侧去上皮，为冠向推进瓣形成结缔组织床

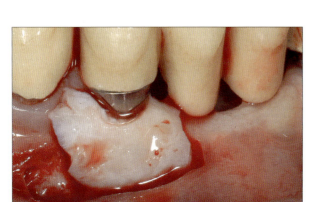

图7　从上颌结节区域获取结缔组织移植物，修整成U形，贴合于种植体颈部

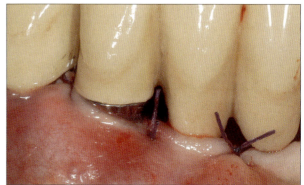

图8　将移植物缝合于受植床，使用冠向推进瓣以最小张力将其覆盖

手术当天，患者的菌斑控制良好，没有明显的出血迹象，手术治疗在理想的条件下进行（图5）。

在受累种植体的唇侧做沟内切口，翻唇侧梯形半厚瓣。牙间乳头的唇侧部分去上皮，暴露结缔组织床，用于接受冠向推进瓣。已有几种程序被采用和测试于种植体表面的清洁消毒，但迄今为止还没有证据表明其中哪一种程序更优（Schwarz等，2011；Subramani和Wismeijer，2012）。本病例，使用纱布擦干种植体表面后，使用24%乙二胺四乙酸（EDTA）凝胶（Prefgel；Institut Straumann AG）涂于种植体所有暴露的螺纹，然后使用1%葡萄糖酸氯己定凝胶（Corsodyl 牙科凝胶；

GlaxoSmithKline，Baranzate，Italy），每次涂擦均为2分钟。最后用无菌生理盐水彻底冲洗种植体表面（图6）。从上颌结节区域切取较厚的结缔组织移植物，用刀片去上皮，用黏膜刀将其修整为U形，使其能够良好贴合于直径4.1mm的种植体颈部。移植物的厚度约为2mm（图7）。

将预备好的结缔组织移植物缝合于受植床。将颊侧的软组织瓣以最小的张力冠向推进覆盖移植物，缝合固定。手术后建议患者立即使用冰袋冰敷术区，建议至少持续4个小时。指导患者术后3周内手术区域避免刷牙和创伤，在此期间内使用0.2%葡萄糖酸氯己定含漱液含漱，每日3次，每次1分钟（图8）。

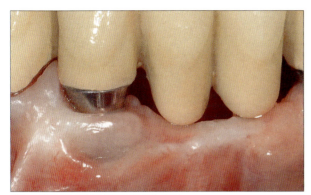

图9　术后1年随访时临床检查的情况

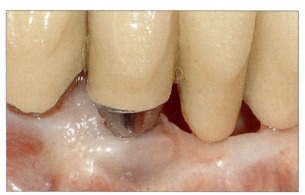

图10　术后2年的随访检查

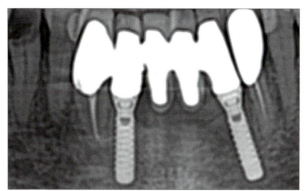

图11　术后3年的曲面体层放射线片，确认邻间骨水平保持稳定

患者术后1周复诊，观察愈合情况，术后2周拆除缝线。此后，患者在前4周每周复诊一次，在第1年每3个月复诊一次。对患者进行宣教，加强口腔卫生，根据需要进行洁治。术后1年的临床照片显示，种植体暴露的粗糙表面被软组织完全覆盖（图9）。

术后1年，患者被纳入个性化制订的SPT项目，其中包括对生物学并发症的发生和风险的持续评估（Roccuzzo等，2014a）（图10和图11）。

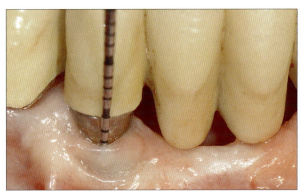

图12   术后6年时的临床照片，患者已经85岁了。软组织厚度增加，种植体周探诊无出血

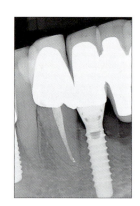

图13   术后6年（种植体植入15年之后）的根尖放射线片

最后一张临床照片是结缔组织移植术后6年，拍摄于2018年11月，当时患者已经85岁了。照片显示软组织外形轮廓稳定，没有炎症或明显的退缩迹象（图12）。根尖放射线片显示种植体植入15年之后邻间骨水平稳定（图13）。参考这名患者的病史，建议以长远眼光来设计种植体植入位置，以利于医患双方对其进行维护。

为降低种植体表面暴露的风险，种植体植入位置周围必须有足量厚度的骨包绕。此外，为避免可能危及种植体长期成功的细菌污染，必须尽早建立长期有效的软组织屏障，为种植体周结构提供生物学保护（Rompen等，2006）。如果由于任何原因导致软组织封闭被打破或损坏，可以用类似于本病例所示的方法来修复。尚需进一步的长期对照研究以评估最为有效的软组织重建手术技术。

致谢

技工室程序

Francesco Cataldi, Master Dental Technician– Torino, Italy

口腔卫生程序

Silvia Gherlone, Registered Dental Hygienist– Torino, Italy

6.11 使用猪源胶原蛋白基质进行软组织增量治疗上颌切牙拔除后的唇侧软组织缺损

S. Shahdad

种植体植入前经常会遇到软组织缺损，可能会导致角化附着黏膜不足，如果不加以改善，无法获得理想的美学效果。角化黏膜的存在被认为是种植体留存的预后因素之一（Adell等，1986），据报道，通过软组织移植增加角化黏膜的宽度之后，牙龈指数和菌斑指数均有较大的下降（Giannobile等，2018；Thoma等，2018）。在结扎诱导的动物实验研究中，种植体周缺乏角化黏膜会造成种植体周黏膜对炎症更易感，导致骨丧失（Warrer等，1995）。人类研究已经证实了类似的结果（Chung等，2006），包括软组织退缩增加（Artzi等，2006）；然而，没有证明其对种植体留存的影响（Chung等，2006）。

传统手术方式是使用游离龈移植（Sullivan和Atkins，1969）或上皮下结缔组织移植（Edel，1974）来修复软组织的缺陷。获取自体软组织有其固有的缺点，包括需要一个较远的手术供区，通常可用于移植的供区组织量也有限。愈合后的游离龈移植物可能会出现与邻近组织的颜色和质地不匹配，而结缔组织移植则在美学和颜色匹配上表现更佳（Roccuzzo等，2002；Orsini等，2004）。然而，由于需要在腭部开辟第二术区，这两种技术都与并发症的发生率显著相关。

为减少患者的并发症，同种异体脱细胞真皮被用作软组织增量时自体软组织的替代物，以增加天然牙或种植体周的附着牙龈/黏膜的宽度，以及用于牙槽嵴保存时封闭牙槽窝（Wei等，2002；Harris，2003；Park，2006；Yan等，2006；Imberman，2007）。

另一个选择是使用猪源胶原膜，它是引导骨再生（GBR）中公认的治疗方式（Mitchell，1986；Hämmerle和Jung，2003；Hämmerle等，2002；Wallace和Froun，2003；Rastogi等，2009）。不同的胶原屏障膜和基质已经应用于牙槽嵴保存时为拔牙位点和骨移植物提供软组织覆盖（Jung等，2004）。

最近，一种双层猪源性胶原蛋白基质（CMX）（Mucograft；Geistlich Pharma，Wolhusen，Switzerland）被研究用于治疗天然牙周围的开裂型缺损（McGuire和Schreyer，2010），以及用于增加天然牙或种植体支持式固定修复体周围的角化组织（Sanz等，2009；Herford等，2010；Froum等，2015）。异种软组织替代物和自体结缔组织移植物（CTG）相比，角化组织的增量是相似的（Sanz等，2009）。

该基质是由 I 型和 III 型胶原蛋白组成，比传统的胶原膜更厚。在愈合过程中，基质周围新形成的软组织（牙龈/黏膜）穿过基质生长逐渐取代基质，而不是在基质下生长（Herford等，2010）。此外，应用CMX进行根面覆盖之后，与应用CTG相比，血运变化无显著差异（Tatarakis等，2018）。

目前还没有关于在种植体植入前应用CMX修复软组织缺损的文献报道。本病例中，在植入种植体、同期GBR之前6周，使用CMX修复软组织缺损。

病例报告

一名45岁的健康、不吸烟男性，出现了一处上皮化的隧道样软组织缺损（图1a～c）。患者的口腔卫生良好，全口出血评分（FMBS）＜20%。全口探诊未见超过3～4mm的深袋。

上颌右侧中切牙在6周前拔除，计划进行种植体植入同期GBR。上颌右侧侧切牙和左侧中切牙处可见一定程度的牙间骨丧失，并有小于1mm的牙龈退缩（牙龈退缩的Miller Ⅲ类）。

软组织缺损是种植体植入的高风险因素。切除表面的软组织桥，将下方的软组织去上皮，为移植物创造一个新鲜出血的受植床。将CMX基质置入缺损处，用6-0单丝尼龙缝线（Seralon；Serag-Wiessner，Naila，Germany）间断缝合固定（图2a～c）。

1周之后，可见创口愈合仅有轻微的表面塌陷。移植物继续成熟6周（图3a，b），然后进行种植手术。术中可见多壁骨缺损与鼻腭管相通，邻牙邻面骨丧失（图4a，b）。

将种植体（Tissue Level SLActive SP RN，直径3.3mm，长度10mm；Institut Straumann AG，Basel，Switzerland）植入理想的三维位置，未来可使用螺钉固位修复体修复。此时可见种植体的粗糙表面唇侧和近中有8mm的开裂型骨缺损。同期进行GBR。从邻近区域收集自体骨屑覆盖种植体，然后上覆用血液调拌的去蛋白牛骨矿物质（Bio-Oss；Geistlich Pharma），使用双层猪源胶原屏障膜（Bio-Gide；Geistlich Pharma）覆盖骨增量材料。为了尽量降低术后的退缩，对上颌右侧侧切牙和左侧中切牙使用釉基质衍生物（Emdogain；Institut Straumann AG）（图5a～f）。使用冠向复位瓣，5-0单丝尼龙缝线（Seralon；Serag-Wiessner）间断缝合关闭切口。

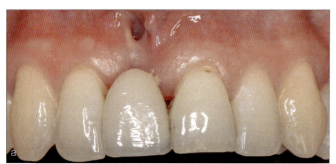
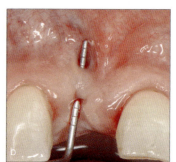
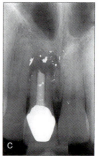

图1a～c　先前拔除的上颌右侧中切牙根尖处的软组织缺损（a）。种植位点上皮化的隧道样软组织缺损（b）。基线时的根尖放射线片（c）

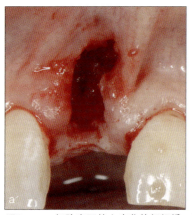
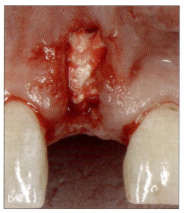
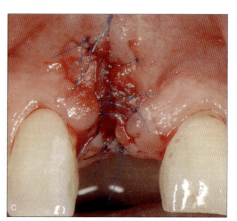

图2a～c　切除表面的上皮化软组织桥，将下方的软组织去上皮（a）。将胶原蛋白基质（Mucograft）置入软组织瓣边缘下方的缺损中（b）。间断缝合以固定基质，但未完全覆盖移植物（c）

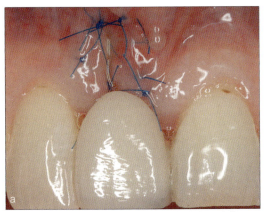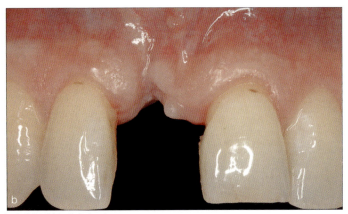

图3a，b 愈合1周之后（a）。移植物愈合和成熟6周，随后进行种植手术（b）

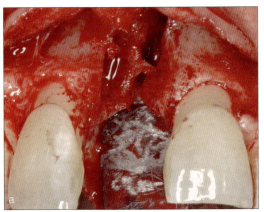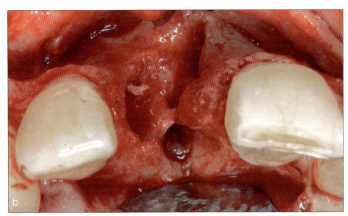

图4a，b 严重的骨缺损，与鼻腭管相通，邻牙牙间骨丧失

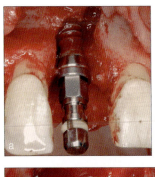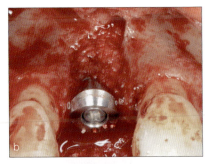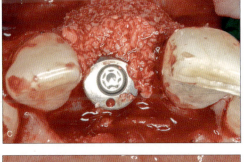

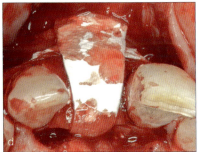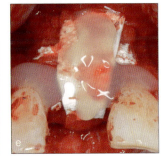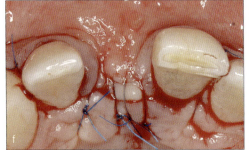

图5a~f 尽管有广泛的骨缺损，但种植体仍植入于理想深度（a）。将自体骨屑覆盖于暴露的种植体表面（b）。在唇侧和腭侧放置去蛋白牛骨矿物质，引导骨再生（c）。使用双层猪源胶原膜覆盖颗粒状植骨材料（d）。在邻牙牙根表面和移植位点使用釉基质衍生物（e）。无张力创口初期关闭（f）

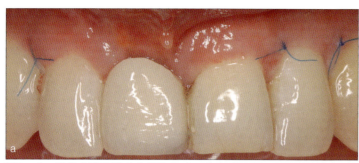
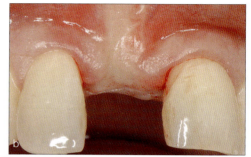

图6a，b 种植术后1周的愈合情况（a）。愈合8周之后，暴露种植体（b）。邻牙近中面的牙间乳头丧失

术后1周拆除缝线，8周之后暴露种植体（图6a，b），此时使用两个侧向旋转带蒂瓣重建龈乳头（图7a～c）。

使用技工室制作的临时修复体来成形软组织，以优化红色美学效果（图7d）。上颌左侧中切牙切端的磨损使用直接复合树脂修复。患者遵循维护方案，每半年进行一次复查和口腔卫生维护。

术后3年，可见种植体周有4mm宽的角化黏膜带，膜龈线的颜色和质地都很理想（图8）。近中和远中仍有龈乳头缺损，这与术前邻牙的牙间骨丧失是一致的。术后3年随访的根尖放射线片显示骨水平稳定。CBCT显示唇侧骨最厚处有4.7mm，SLActive/光滑表面交界处唇侧骨厚度为2.7mm。骨水平位于交界处冠方（图9a，b）。

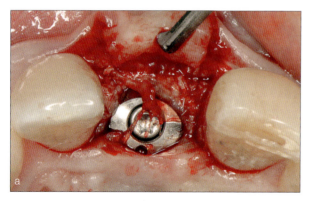
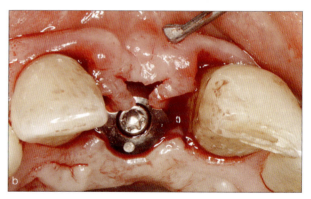
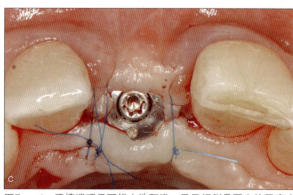
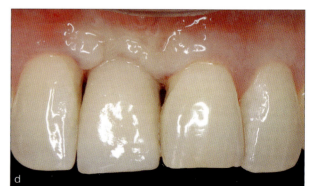

图7a～d 牙槽嵴顶尽可能小地翻瓣，显示颊侧骨再生的程度（a）。使用侧向旋转的带蒂瓣重建龈乳头（b）。间断缝合固定带蒂瓣使之贴合（c）。戴入临时修复体（d）

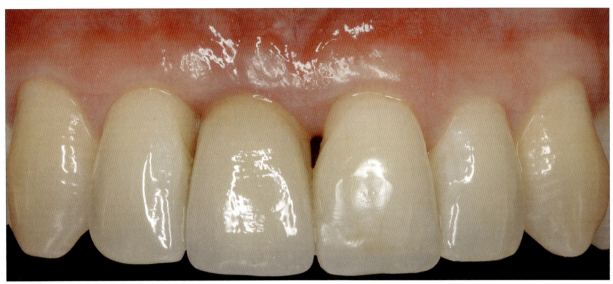

图8　术后3年，行使功能的最终修复体

讨论

　　本病例展示了使用猪源胶原蛋白基质对拔牙后已愈合位点进行软组织修复。治疗获得了预期的质与量的结果，与相邻区域协调一致。根据红色美学评分指数（Fürhauser等，2005），总得分为12/14，近远中龈乳头存在缺陷。这是在种植前使用猪源胶原蛋白基质修复软组织缺损的首个病例报告。然而，从循证角度来说支持证据的等级很低，尚需进行临床随机对照试验研究以建立更高等级的证据。

　　术后1周，愈合及表面的蜕腐很明显，虽然术中基质没有被完全覆盖，但2周之后该区域已经完全上皮化了。软组织经过6周的愈合和修复，手术部位已经几乎无法从邻近区域中分辨出来。颜色的匹配和角化组织的再生已经充分有利于种植修复。

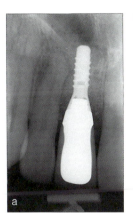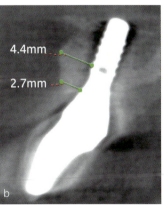

图9a，b　术后3年的根尖放射线片（a）。术后3年种植体的CBCT扫描显示唇侧的骨再生

理想的软组织移植应能够促进止血,抵抗感染和肉芽组织过度增生,促进快速上皮化。此外,移植物需防止收缩,避免二次手术的需求,以免开辟第二供区及发生相关并发症。在创口收缩、黏膜体积增量和角化/非角化黏膜的区域增量方面,CMX是自体移植物的合适的替代物,避免了从口腔其他部位获取组织的需要,因而最大限度地减少了并发症的发生(Sanz等,2009;Lorenzo等,2012)。

理想的软组织移植物起到一个三维支架的作用,周围组织中的成纤维细胞、血管和上皮向支架内长入,并最终转化为角化组织,如本病例所示。

与自体结缔组织移植物相比(Sanz等,2009),CMX在增加角化组织、维持边缘软组织健康和颜色匹配方面更具优势。

本病例,在种植手术之前早期干预以治疗软组织缺损是必要的,避免了种植手术之后还需要进行软组织增量。采用有充分文献证据的同期引导骨再生对多壁骨缺损进行了治疗(Chappuis等,2018;Buser等,2009)。治疗后的CBCT显示了骨再生的成功维持,近远中的龈乳头的缺损更加强调了邻牙理想邻面骨水平的重要性(Jung等,2018)。

7 结　语

M. Roccuzzo

"国际口腔种植学会（ITI）口腔种植临床指南"第十二卷已经为读者清楚地表明，对于种植体来说：

- 骨结合较为简单。
- 软组织整合则是困难的。
- 长期维持尤为复杂。

在大多数情况下可以获得可预期的骨结合，但种植体周软组织整合在临床上往往具有挑战性。此外，种植体周健康的长期维持可能会因与该区域软组织状况相关的种种问题而变得复杂。

在口腔种植领域，临床医生和研究者的注意力主要集中于骨–种植体界面，认为种植体的植入是一个安全和可预期的手术程序。然而，即使是再适当地诊断、再精心的治疗计划，也不能完全排除生物学并发症的可能性。这些并发症绝大多数都起自种植体周边缘软组织。因此，临床医生对此应获得更多的知识，更加关注这些软组织的状态。

种植医生应了解并尽一切努力避免生物学并发症带来的困难，为患者创造尽可能容易自我清洁的条件。种植体的长期成功与菌斑控制的标准和种植体周黏膜的健康相关。在这种情况下，很难说孰因孰果：如果没有适当的菌斑控制，就无法实现口腔健康；另一方面，如果种植体周软组织不健康，患者又难以进行适当的口腔卫生清洁。

作为专业医生，我们需要确保患者在种植体植入和修复后得到充分的口腔医疗支持。最近的研究结果鼓励对种植体周软组织状况进行持续的监测，以预防或早期发现生物学并发症。

医生应关注种植体周软组织的状态，尤其是患者出现以下一种或多种情况时：

- 口腔清洁时酸痛。
- 骨再生程序时软组织瓣冠向推进后造成的种植体周黏膜变薄。
- 菌斑控制不理想，可以通过优化局部解剖形态来改善。
- 出现种植体周软组织退缩。
- 前庭过浅，尤其是在下颌后部。

近年来，越来越多的学者开始关注软组织整合，即有效生物学屏障的早期建立和长期维持，为种植体周结构提供生物学保护。

本卷的目的是为临床医生提供指南，帮助他们建立健康的种植体周软组织，从而有助于种植体的长期成功，无论最初的临床条件如何。

在计划种植体植入、种植体周软组织硬组织增量或种植修复时，应始终将软组织的评估作为起点。

本卷中，多个章节阐述了关于临床监测重要意义的临床证据，成功的关键在于患者积极、长期持续的合作和依从性。

显然，在未来，临床工作中种植体周软组织的治疗将会越来越多。临床医生必须清楚，种植体支持式修复体的设计应易于口腔清洁，但软组织处理对于种植体周健康软组织的长期自我维护也是必要的。

作者真诚地希望，本卷可以提醒所有的临床医生，牙周治疗始终是与口腔种植相关的整体综合治疗的一部分。

8 参考文献

References have been listed in the order of (1) the first or only author's last name and (2) the year of publication. Identical short references are distinguished in the text by lowercase letters, which if used are given in parentheses at the end of the respective entry in this list of references.

Abrahamsson I, Berglundh T, Wennström J, Lindhe J. The peri-implant hard and soft tissues at different implant systems. A comparative study in the dog. Clin Oral Implants Res. **1996** Sep; 7(3): 212–219. doi: 10.1034/j.1600-0501.1996.070303.x.

Abrahamsson I, Berglundh T, Moon IS, Lindhe J. Peri-implant tissues at submerged and non-submerged titanium implants. J Clin Periodontol. **1999** Sep; 26(9): 600–607. doi: 10.1034/j.1600-051x.1999.260907.x.

Abrahamsson I, Zitzmann NU, Berglundh T, Wennerberg A, Lindhe J. Bone and soft tissue integration to titanium implants with different surface topography: an experimental study in the dog. Int J Oral Maxillofac Implants. **2001** May-Jun; 16(3): 323–332.

Abrahamsson I, Zitzmann NU, Berglundh T, Linder E, Wennerberg A, Lindhe J. The mucosal attachment to titanium implants with different surface characteristics: an experimental study in dogs. J Clin Periodontol. **2002** May; 29(5): 448–455. doi: 10.1034/j.1600-051x.2002.290510.x.

Adell R, Lekholm U, Rockler B, Brånemark PI, Lindhe J, Eriksson B, et al. Marginal tissue reactions at osseointegrated titanium fixtures (I). A 3-year longitudinal prospective study. Int J Oral Maxillofac Surg. **1986** Feb; 15(1): 39–52.

Adell R, Eriksson B, Lekholm U, Brånemark PI, Jemt T. Long-term follow-up study of osseointegrated implants in the treatment of totally edentulous jaws. Int J Oral Maxillofac Implants. **1990** Winter; 5(4): 347–359.

Adibrad M, Shahabuei M, Sahabi M. Significance of the width of keratinized mucosa on the health status of the supporting tissue around implants supporting overdentures. J Oral Implantol. **2009**; 35(5): 232–237. doi: 10.1563/AAID-JOI-D-09-00035.1.

Aglietta M, Iorio Siciliano V, Zwahlen M, Brägger U, Pjetursson BE, Lang NP, Salvi GE. A systematic review of the survival and complication rates of implant supported fixed dental prostheses with cantilever extension after an observation period of at least 5 years. Clin Oral Implants Res. **2009** May; 20(5): 441–451. doi: 10.1111/j.1600-0501.2009.01706.x.

Aglietta M, Iorio Siciliano V, Blasi A, Sculean A, Brägger U, Lang NP, Salvi GE. Clinical and radiographic changes at implants supporting single-unit crowns (SCs) and fixed dental prostheses (FDPs) with one cantilever extension. A retrospective study. Clin Oral Implants Res. **2012** May; 23(5): 550–555. doi: 10.1111/j.1600-0501.2011.02391.x.

Ainamo J, Löe H: Anatomic characteristics of gingiva. A clinical and microscopic study of the free and attached gingiva. J Periodontol. **1966**; 37(1): 5–13.

Akcalı A, Schneider D, Ünlü F, Bıcakcı N, Köse T, Hämmerle CH. Soft tissue augmentation of ridge defects in the maxillary anterior area using two different methods: a randomized controlled clinical trial. Clin Oral Implants Res. **2015** Jun; 26(6): 688–695. doi: 10.1111/clr.12368.

Akcalı A, Trullenque-Eriksson A, Sun C, Petrie A, Nibali L, Donos N. What is the effect of soft tissue thickness on crestal bone loss around dental implants? A systematic review. Clin Oral Implants Res. **2017** Sep; 28(9): 1046–1053. doi: 10.1111/clr.12916.

Albrektsson T, Brånemark PI, Hansso HA, Lindström J. Osseointegrated titanium implants. Requirements for ensuring a long-lasting, direct bone anchorage in man. Acta Orthop Scand. **1981**; 52: 155–170. doi: 10.3109/17453678108991776.

Allen AL. Use of the supraperiosteal envelope in soft tissue grafting for root coverage. I. Rationale and technique. Int J Periodontics Restorative Dent. **1994** Jun; 14(3): 216–227.

Allen EP, Miller PD Jr. Coronal positioning of existing gingiva: short term results in the treatment of shallow marginal tissue recession. J Periodontol. **1989** Jun; 60(6): 316–319. doi: 10.1902/jop.1989.60.6.316.

Allen EP. Subpapillary continuous sling suturing method for soft tissue grafting with the tunneling technique. Int J Periodontics Restorative Dent. **2010** Oct; 30(5): 479–485.

Amin PN, Bissada NF, Ricchetti PA, Silva APB, Demko CA. Tuberosity versus palatal donor sites for soft tissue grafting: A split-mouth clinical study. Quintessence Int. **2018**; 49(7): 589–598. doi: 10.3290/j.qi.a40510.

Anderson LE, Inglehart MR, El-Kholy K, Eber R, Wang HL. Implant associated soft tissue defects in the anterior maxilla: a randomized control trial comparing subepithelial connective tissue graft and acellular dermal matrix allograft. Implant Dent. **2014** Aug; 23(4): 416–425. doi: 10.1097/ID.0000000000000122.

Aroca S, Keglevitch T, Nikolidakis D, Gera I, Nagy K, Azzi R, Etienne D. Treatment of class III multiple gingival recessions: a randomized-clinical trial. J Clin Periodontol. **2010** Jan; 37(1): 88–97. doi: 10.1111/j.1600-051X.2009.01492.x.

Aroca S, Molnár B, Windisch P, Gera I, Salvi GE, Nikolidakis D, Sculean A. Treatment of multiple adjacent Miller class I and II gingival recessions with a modified coronally advanced tunnel (MCAT) technique and a collagen matrix or palatal connective tissue graft: a randomized, controlled clinical trial. J Clin Periodontol. **2013** Jul; 40(7): 713–720. doi: 10.1111/jcpe.12112.

Artzi Z, Carmeli G, Kozlovsky A. A distinguishable observation between survival and success rate outcome of hydroxyapatite-coated implants in 5–10 years in function. Clinical Oral Implants Research. **2006** Feb; 17(1): 85–93. doi: 10.1111/j.1600-0501.2005.01178.x.

Arvidson K, Fartash B, Hilliges M, Kondell PA. Histological characteristics of peri-implant mucosa around Brånemark and single-crystal sapphire implants. Clin Oral Implants Res. **1996** Mar; 7(1): 1–10. doi: 10.1034/j.1600-0501.1996.070101.x.

Assenza B, Scarano A, Petrone G, Iezzi G, Thams U, San Roman F, Piattelli A. Crestal bone remodeling in loaded and unloaded implants and the microgap: a histologic study. Implant Dent. **2003**; 12: 235–241. doi: 10.1097/01.id.0000074081.17978.7e.

Avila-Ortiz G, Chambrone L, Vignoletti F. Effect of alveolar ridge preservation interventions following tooth extraction: A systematic review and meta-analysis. J Clin Periodontol. **2019** Jun; 46 Suppl 21: 195–223. doi: 10.1111/jcpe.13057.

Azzi R, Etienne D, Davarpanah M. Subepithelial connective tissue graft in periodontal surgery. Indication for root coverage, esthetic purpose, and in treatment of osseous lesions: the sandwich technique. In: Gold S, Midda M, Mutlu S (eds). Recent advances in periodontology, Vol II. Amsterdam: Elsevier Science Publishers. **1991**; 251–256.

Azzi R, Etienne D. Recouvrement radiculaire et reconstruction papillaire par greffon conjonctif enfoui sous un lambeau vestibulaire tunnélisé et tracté coronairement. Journal de Parodontologie et d'Implantologie Orale. **1998** Feb; 17(1): 71–77.

Barone R, Clauser C, Prato GP. Localized soft tissue ridge augmentation at phase 2 implant surgery: a case report. Int J Periodontics Restorative Dent. **1999** Apr; 19(2): 141–145.

Bartee B. Esthetic considerations in implant dentistry. Tex Dent J. **2005** Apr; 122(4): 318–331.

Bartold PM, Walsh LJ, Narayanan AS: Molecular and cell biology of the gingiva. Periodontol 2000. **2000** Oct; 24: 28–55. doi: 10.1034/j.1600-0757.2000.2240103.x.

Başeğmez C, Ersanlı S, Demirel K, Bölükbaşı N, Yalçın S. The comparison of two techniques to increase the amount of peri-implant attached mucosa: free gingival grafts versus vestibuloplasty. One-year results from a randomised controlled trial. Eur J Oral Implantol. **2012** Summer; 5(2): 139–145.

Başeğmez C, Karabuda ZC, Demirel K, Yalçın S. The comparison of acellular dermal matrix allografts with free gingival grafts in the augmentation of peri-implant attached mucosa: a randomised controlled trial. Eur J Oral Implantol. **2013** Summer; 6(2): 145–152.

Bassetti RG, Stähli A, Bassetti MA, Sculean A. Soft tissue augmentation around osseointegrated and uncovered dental implants: a systematic review. Clin Oral Investig. **2017** Jan; 21(1): 53–70. doi: 10.1007/s00784-016-2007-9.

Belser U, Buser D, Higginbottom F. Consensus statements and recommended clinical procedures regarding esthetics in implant dentistry. Int J Oral Maxillofac Implants. **2004**; 19 Suppl: 73–74.

Bengazi F, Wennström JL, Lekholm U. Recession of the soft tissue margin at oral implants. A 2-year longitudinal prospective study. Clin Oral Implants Res. **1996** Dec; 7(4): 303–310. doi: 10.1034/j.1600-0501.1996.070401.x.

Bengazi F, Lang N, Caroprese M, Urbizo Velez J, Favero V, Botticelli D. Dimensional changes in soft tissues around dental implants following free gingival grafting: an experimental study in dogs. Clin Oral Implants Res. **2015** Feb; 26(2): 176–183. doi: 10.1111/clr.12280.

Benic GI, Hämmerle CH. Horizontal bone augmentation by means of guided bone regeneration. Periodontology 2000. **2014** Oct; 66(1): 13 – 40. doi: 10.1111/prd.12039.

Berglundh T, Lindhe J, Ericsson I, Marinello CP, Liljenberg B, Thomsen P. The soft tissue barrier at implants and teeth. Clin Oral Implants Res. **1991** Apr – Jun; 2(2) :81 – 90. doi: 10.1034/j.1600-0501.1991.020206.x.

Berglundh T, Lindhe J. Dimension of the periimplant mucosa. Biological width revisited. J Clin Periodontol. **1996** Oct; 23(10): 971 – 973. doi: 10.1111/j.1600-051x.1996.tb00520.x.

Berglundh T, Abrahamsson I, Welander M, Lang NP, Lindhe J. Morphogenesis of the peri-implant mucosa: an experimental study in dogs. Clin Oral Implants Res. **2007** Feb; 18(1): 1 – 8. doi: 10.1111/j.1600-0501.2006.01380.x.

Berglundh T, Zitzmann NU, Donati M. Are peri-implantitis lesions different from periodontitis lesions? J Clin Periodontol. **2011** Mar; 38 Suppl 11: 188 – 202. doi: 10.1111/j.1600-051X.2010.01672.x.

Berglundh T, Armitage G, Araújo MG, Avila-Ortiz G, Blanco J, Camargo PM, Chen S, Cochran D, Derks J, Figuero E, Hämmerle CHF, Heitz-Mayfield LJA, Huynh-Ba G, Iacono V, Koo KT, Lambert F, McCauley L, Quirynen M, Renvert S, Salvi GE, Schwarz F, Tarnow D, Tomasi C, Wang HL, Zitzmann N. Peri-implant diseases and conditions: Consensus report of workgroup 4 of the 2017 World Workshop on the Classification of Periodontal and Peri-Implant Diseases and Conditions. J Periodontol. **2018** Jun; 89 Suppl 1: S313 – S318. doi: 10.1002/JPER.17-0739.

Bermejo P, Sánchez MC, Llama-Palacios A, Figuero E, Herrera D, Sanz Alonso M. Biofilm formation on dental implants with different surface micro-topography: An in vitro study. Clin Oral Implants Res. **2019** Aug; 30(8): 725 – 734. doi: 10.1111/clr.13455.

Bonino F, Steffensen B, Natto Z, Hur Y, Holtzman LP, Weber HP. Prospective study of the impact of peri-implant soft tissue properties on patient-reported and clinically assessed outcomes. J Periodontol. 2018; 89(9): 1025 – 1032. doi: 10.1002/JPER.18-0031.

Block MS, Gardiner D, Kent JN, Misiek DJ, Finger IM, Guerra L. Hydroxyapatite-coated cylindrical implants in the posterior mandible: 10-year observations. Int J Oral Maxillofac Implants. **1996** Sep – Oct; 11(5): 626 – 633.

Bosshardt DD, Lang NP: The junctional epithelium: from health to disease. J Dent Res. **2005** Jan; 84(1): 9 – 20. doi: 10.1177/154405910508400102.

Bouri A Jr, Bissada N, Al-Zahrani MS, Faddoul F, Nouneh I. Width of keratinized gingiva and the health status of the supporting tissues around dental implants. Int J Oral Maxillofac Implants. **2008** Mar – Apr; 23(2): 323 – 326.

Boynueğri D, Nemli SK, Kasko YA. Significance of keratinized mucosa around dental implants: a prospective comparative study. Clin Oral Implants Res. **2013** Aug; 24(8): 928 – 933. doi: 10.1111/j.1600-0501.2012.02475.x.

Brito C, Tenenbaum HC, Wong BK, Schmitt C, Nogueira-Filho G. Is keratinized mucosa indispensable to maintain peri-implant health? A systematic review of the literature. J Biomed Mater Res B Appl Biomater. **2014** Apr; 102(3): 643 – 650. doi: 10.1002/jbm.b.33042.

Bruno JF. Connective tissue graft technique assuring wide root coverage. nt J Periodontics Restorative Dent. **1994** Apr; 14(2): 126 – 137.

Buchi DL, Sailer I, Fehmer V, Hämmerle CH, Thoma DS. All-ceramic single-tooth implant reconstructions using modified zirconia abutments: a prospective randomized controlled clinical trial of the effect of pink veneering ceramic on the esthetic outcomes. Int J Periodontics Restorative Dent. **2014** Jan – Feb; 34(1): 29 – 37. doi: 10.11607/prd.1870.

Burkhardt R, Andreoni C, Marinello CP. Psychological and social effects of implant supported reconstructions. ACTA Med Denti Helv. **2000**; 5: 1 – 8.

Burkhardt R, Joss A, Lang NP. Soft tissue dehiscence coverage around endosseous implants: a prospective cohort study. Clin Oral Implant Res. **2008** May; 19(5): 451 – 457. doi: 10.1111/j.1600-0501.2007.01497.x.

Buser D, Weber HP, Donath K, Fiorellini JP, Paquette DW, Williams RC. Soft tissue reactions to non-submerged unloaded titanium implants in beagle dogs. J Periodontol. **1992** Mar; 63(3): 225 – 235. doi: 10.1902/jop.1992.63.3.225.

Buser D, Martin W, Belser UC. Optimizing esthetics for implant restorations in the anterior maxilla: anatomic and surgical considerations. Int J Oral Maxillofac Implants. **2004**; 19 Suppl: 43 – 61.

Buser D, Chen ST, Weber HP, Belser UC. Early implant placement following single-tooth extraction in the esthetic zone: biologic rationale and surgical procedures. Int J Periodontics Restorative Dent. **2008** Oct; 28(5): 441–451.

Buser D, Halbritter S, Hart C, Bornstein MM, Grütter L, Chappuis V, Belser UC. Early implant placement with simultaneous guided bone regeneration following single-tooth extraction in the esthetic zone: 12-month results of a prospective study with 20 consecutive patients. J Periodontol. **2009** Jan; 80(1): 152–162. doi: 10.1902/jop.2009.080360.

Buser D, Janner SF, Wittneben JG, Brägger U, Ramseier CA, Salvi GE. 10-year survival and success rates of 511 titanium implants with a sandblasted and acid-etched surface: a retrospective study in 303 partially edentulous patients. Clin Implant Dent Relat Res. **2012** Dec; 14(6): 839–851. doi: 10.1111/j.1708-8208.2012.00456.x.

Büyüközdemir Aşkın S, Berker E, Akıncıbay H, Uysal S, Erman B, Tezcan İ, Karabulut E. Necessity of keratinized tissues for dental implants: a clinical, immunological, and radiographic study. Clin Implant Dent Relat Res. **2015** Feb; 17(1): 1–12. doi: 10.1111/cid.12079.

Cairo F, Pagliaro U, Nieri M. Soft tissue management at implant sites. J Clin Periodontol. **2008** Sep; 35(8 Suppl): 163–167. doi: 10.1111/j.1600-051X.2008.01266.x.

Cairo F, Nieri M, Cincinelli S, Mervelt J, Pagliaro U. The interproximal clinical attachment level to classify gingival recessions and predict root coverage outcomes: an explorative and reliability study. J Clin Periodontol. **2011** Jul; 38(7): 661–666. doi: 10.1111/j.1600-051X.2011.01732.x.

Cairo F, Nieri M, Pagliaro U. Efficacy of periodontal plastic surgery procedures in the treatment of localized facial gingival recessions. A systematic review. J Clin Periodontol. **2014** Apr; 41 Suppl 15: S44–S62. doi: 10.1111/jcpe.12182.

Cairo F, Barbato L, Tonelli P, Batalocco G, Pagavino G, Nieri M. Xenogeneic collagen matrix versus connective tissue graft for buccal soft tissue augmentation at implant site. A randomized, controlled clinical trial. J Clin Periodontol. **2017** Jul; 44(7): 769–776. doi: 10.1111/jcpe.12750.

Caplanis N, Romanos G, Rosens P, Bickert G, Sharma A, Lozada J. Teeth versus implants: mucogingival considerations and management of soft tissue complications. J Calif Dent Assoc. **2014** Dec; 42(12): 841–858.

Cardaropoli G, Lekholm U, Wennström JL. Tissue alterations at implant-supported single-tooth replacements: a 1-year prospective clinical study. Clin Oral Implants Res. **2006** Apr; 17(2): 165–171. doi: 10.1111/j.1600-0501.2005.01210.x.

Caton JG, Armitage G, Berglundh T, Chapple ILC, Jepsen S, Kornman KS, Mealey BL, Papapanou PN, Sanz M, Tonetti MS. A new classification scheme for periodontal and peri-implant diseases and conditions – Introduction and key changes from the 1999 classification. J Clin Periodontol. **2018** Jun; 45 Suppl 20: S1–S8. doi: 10.1111/jcpe.12935.

Chackartchi T, Romanos GE, Sculean A. Soft tissue-related complications and management around dental implants. Periodontol 2000. **2019** Oct; 81(1): 124–138. doi: 10.1111/prd.12287.

Chambrone L, Tatakis DN. Periodontal soft tissue root coverage procedures: a systematic review from the AAP Regeneration Workshop. J Periodontol. **2015** Feb; 86 (2 Suppl): S8–S51. doi: 10.1902/jop.2015.130674.

Chan D, Pelekos G, Ho D, Cortellini P, Tonetti MS. The depth of the implant mucosal tunnel modifies the development and resolution of experimental peri-implant mucositis: A case-control study. J Clin Periodontol. **2019** Feb; 46(2): 248–255. doi: 10.1111/jcpe.13066.

Chappuis V, Buser R, Brägger U, Bornstein MM, Salvi GE, Buser D. Long-term outcomes of dental implants with a titanium plasma-sprayed surface: a 20-year prospective case series study in partially edentulous patients. Clin Implant Dent Relat Res. **2013** Dec; 15(6): 780–790. doi: 10.1111/cid.12056.

Chappuis V, Araújo MG, Buser D. Clinical relevance of dimensional bone and soft tissue alterations post-extraction in esthetic sites. Periodontol 2000. **2017** Feb;73(1): 73–83. doi: 10.1111/prd.12167. (**a**)

Chappuis V, Martin W. ITI Treatment Guide Vol. 10: Implant therapy in the esthetic zone: current treatment modalities and materials for single-tooth repacements. Buser D, Chen S, Wismeijer D (eds). Chicago: Quintessence Publishing. **2017**. (**b**)

Chappuis V, Rahman L, Buser R, Janner SFM, Belser UC, Buser D. Effectiveness of contour augmentation with guided bone regeneration: 10-year results. J Dent Res. **2018 Mar**; 97(3): 266 – 274. doi: 10.1177/0022034517737755.

Chen ST, Darby IB, Reynolds EC. A prospective clinical study of non-submerged immediate implants: clinical outcomes and esthetic results. Clin Oral Implants Res. **2007** Oct; 18(5): 552 – 462. doi: 10.1111/j.1600-0501.2007.01388.x.

Chen ST, Darby IB, Reynolds EC, Clement JG. Immediate implant placement postextraction without flap elevation. J Periodontol. 2009 Jan; 80(1): 163 – 172. doi: 10.1902/jop.2009.080243.

Chen ST, Buser D. Esthetic outcomes following immediate and early implant placement in the anterior maxilla--a systematic review. Int J Oral Maxillofac Implants. **2014**; 29 Suppl: 186 – 215. doi: 10.11607/jomi.2014suppl.g3.3.

Chung DM, Oh TJ, Shotwell JL, Misch CE, Wang HL. Significance of keratinized mucosa in maintenance of dental implants with different surfaces. J Periodontol. **2006** Aug; 77(8): 1410 – 1420. doi: 10.1902/jop.2006.050393.

Cochran DL, Hermann JS, Schenk RK, Higginbottom FL, Buser D. Biologic width around titanium implants. A histometric analysis of the implanto-gingival junction around unloaded and loaded nonsubmerged implants in the canine mandible. J Periodontol. **1997** Feb; 68(2): 186 – 198. doi: 10.1902/jop.1997.68.2.186.

Cortellini P, Pini Prato G. Coronally advanced flap and combination therapy for root coverage. Clinical strategies based on scientific evidence and clinical experience. Periodontol 2000. **2012** Jun; 59(1): 158 – 184. doi: 10.1111/j.1600-0757.2011.00434.x.

Cortellini P, Bissada NF. Mucogingival conditions in the natural dentition: Narrative review, case definitions, and diagnostic considerations. J Periodontol. **2018** Jun; 89 Suppl 1: S204 – S213. doi: 10.1002/JPER.16-0671.

Cosgarea R, Gasparik C, Dudea D, Culic B, Dannewitz B, Sculean A. Peri-implant soft tissue colour around titanium and zirconia abutments: a prospective randomized controlled clinical study. Clin Oral Implants Res. **2015** May; 26(5): 537 – 544. doi: 10.1111/clr.12440.

Cosyn J, Hooghe N, De Bruyn H. A systematic review on the frequency of advanced recession following single immediate implant treatment. J Clin Periodontol. **2012** Jun; 39(6): 582 – 589. doi: 10.1111/j.1600-051X.2012.01888.x.

Cosyn J, De Bruyn H, Cleymaet R. Soft tissue preservation and pink aesthetics around single immediate implant restorations: a 1-year prospective study. Clin Implant Dent Relat Res. **2013** Dec; 15(6): 847 – 857. doi: 10.1111/j.1708-8208.2012.00448.x.

Cosyn J, De Lat L, Seyssens L, Doornewaard R, Deschepper E, Vervaeke S. The effectiveness of immediate implant placement for single tooth replacement compared to delayed implant placement: A systematic review and meta-analysis. J Clin Periodontol. **2019** Jun; 46 Suppl 21: 224 – 241. doi: 10.1111/jcpe.13054.

Crespi R, Capparè P, Gherlone E. A 4-year evaluation of the peri-implant parameters of immediately loaded implants in fresh extraction sockets. J Periodontol. **2010** Nov; 81(11): 1629 – 1634. doi: 10.1902/jop.2010.100115.

De Bruyckere T, Eeckhout C, Eghbali A, Younes F, Vandekerckhove P, Cleymaet R, Cosyn J. A randomized controlled study comparing guided bone regeneration with connective tissue graft to re-establish convexity at the buccal aspect of single implants: A one-year CBCT analysis. J Clin Periodontol. **2018** Nov; 45(11): 1375 – 1387. doi: 10.1111/jcpe.13006.

de Lange G. Aesthetic and prosthetic principles for single tooth implant procedures: an overview. Pract Periodontics Aesthet Dent. **1995** Jan – Feb; 7(1): 51 – 61.

Derks J, Schaller D, Håkansson J, Wennström JL, Tomasi C, Berglundh T. Effectiveness of implant therapy analyzed in a Swedish population: prevalence of peri-implantitis. J Dent Res. **2016** Jan; 95(1): 43 – 49. doi: 10.1177/0022034515608832.

Dierens M, Vandeweghe S, Kisch J, Nilner K, De Bruyn H. Long-term follow-up of turned single implants placed in periodontally healthy patients after 16 – 22 years: radiographic and peri-implant outcome. J Periodontol. **2013** Jul; 84(7): 880 – 894. doi: 10.1902/jop.2012.120187.

Dolt AH, Robbins W. Altered passive eruption: An etiology of short clinical crowns. Quintessence Int. **1997** Jun; 28(6): 363 – 372.

Dordick B, Coslet JG, Seibert JS. Clinical evaluation of free autogenous gingival grafts placed on alveolar bone. Part II. Coverage of nonpathologic dehiscences and fenestrations. J Periodontol. **1976**; 47(10): 568 – 573. doi:10.1902/jop.1976.47.10.568.

Edel A. Clinical evaluation of free connective tissue grafts used to increase the width of keratinised gingiva. J Clin Periodontol. **1974**; 1(4): 185 – 196. doi: 10.1111/j.1600-051x.1974.tb01257.x.

Esposito M, Grusovin MG, Kwan S, Worthington HV, Coulthard P. Interventions for replacing missing teeth: bone augmentation techniques for dental implant treatment. Cochrane Database Syst Rev. **2008** Jul; 16(3): CD003607. doi: 10.1002/14651858. CD003607.pub3.

Evans CD, Chen ST. Esthetic outcomes of immediate implant placements. Clin Oral Implants Res. **2008** Jan; 19(1): 73 – 80. doi: 10.1111/j.1600-0501.2007.01413.x.

Evian CI, Cutler SA, Rosenberg ES, Shah RK. Altered passive eruption: the undiagnosed entity. J Am Dent Assoc. **1993** Oct; 124(10): 107 – 110. doi: 10.14219/jada.archive.1993.0208.

Farina R, Filippi M, Brazzioli J, Tomasi C, Trombelli L. Bleeding on probing around dental implants: a retrospective study of associated factors. J Clin Periodontol. **2017** Jan; 44(1): 115 – 122. doi: 10.1111/jcpe.12647.

Fenner N, Hämmerle CH, Sailer I, Jung RE. Long-term clinical, technical, and esthetic outcomes of all-ceramic vs. titanium abutments on implant supporting single-tooth reconstructions after at least 5 years. Clin Oral Implants Res. **2016** Jun; 27(6): 716 – 723. doi: 10.1111/clr.12654.

Ferguson SJ, Broggini N, Wieland M, de Wild M, Rupp F, Geis-Gerstorfer J, Cochran DL, Buser D. Biomechanical evaluation of the interfacial strength of a chemically modified sandblasted and acid-etched titanium surface. J Biomed Mater Res A. **2006** Aug; 78(2) :291 – 297. doi: 10.1002/jbm.a.30678.

Ferreira Borges P, Dragoo M. Reactions of periodontal tissues to biologic implant abutments. Clinical and histologic evaluation (a pilot study). Journal GABD Online. **2010**; 5: 15 – 23.

Fickl S. Peri-implant mucosal recession: Clinical significance and therapeutic opportunities. Quintessence Int. **2015** Sep; 46(8): 671 – 676. doi: 10.3290/j.qi.a34397.

Fontana F, Maschera E, Rocchietta I, Simion M. Clinical classification of complications in guided bone regeneration procedures by means of a nonresorbable membrane. Int J Periodontics Restorative Dent. **2011** Jun; 31(3): 265 – 273.

Frisch E, Ziebolz D, Vach K, Ratka-Krüger P. The effect of keratinized mucosa width on peri-implant outcome under supportive postimplant therapy. Clin Implant Dent Relat Res. **2015** Jan; 17 Suppl 1: e236 – e244. doi: 10.1111/cid.12187.

Froum SJ, Khouly I, Tarnow DP, Froum S, Rosenberg E, Corby P, Kye W, Elian N, Schoor R, Cho SC. The use of a xenogeneic collagen matrix at the time of implant placement to increase the volume of buccal soft tissue. Int J Periodontics Restorative Dent. **2015** Mar – Apr; 35(2): 179 – 189. doi: 10.11607/prd.2226.

Fürhauser R, Florescu D, Benesch T, Haas R, Mailath G, Watzek G. Evaluation of soft tissue around single-tooth implant crowns: the pink esthetic score. Clin Oral Implants Res. **2005** Dec; 16(6): 639 – 644. doi: 10.1111/j.1600-0501.2005.01193.x.

Garber D. The esthetic dental implant: letting restoration be the guide. J Oral Implantol. **1996**; 22(1): 45 – 50.

Giannobile WV, Lang NP. Are dental implants a panacea or should we better strive to save teeth? J Dent Res. **2016** Jan; 95(1): 5 – 6. doi: 10.1177/0022034515618942.

Giannobile WV, Jung RE, Schwarz F; Groups of the 2nd Osteology Foundation Consensus Meeting. Evidence-based knowledge on the aesthetics and maintenance of peri-implant soft tissues: Osteology Foundation Consensus Report Part 1—Effects of soft tissue augmentation procedures on the maintenance of peri-implant soft tissue health. Clin Oral Implants Res. **2018** Mar; 29 Suppl 15: 7 – 10. doi: 10.1111/clr.13110.

Glauser R, Sailer I, Wohlwend A, Studer S, Schibli M, Schärer P. Experimental zirconia abutments for implant-supported single-tooth restorations in esthetically demanding regions: 4-year results of a prospective clinical study. Int J Prosthodont. **2004** May – Jun; 17(3): 285 – 290.

Glauser R, Schüpbach P, Gottlow J, Hämmerle CH. Periimplant soft tissue barrier at experimental one-piece implants with different surface topography in humans: A light-microscopic overview and histometric analysis. Clin Implant Dent Relat Res. **2005**; 7 Suppl 1: S44–S51. doi: 10.1111/j.1708-8208.2005.tb00074.x.

Glenny AM, Esposito M, Coulthard P, Worthington HV. The assessment of systematic reviews in dentistry. Eur J Oral Sci. **2003**; 111(2): 85–92. doi: 10.1034/j.1600-0722.2003.00013.x.

Gobbato L, Avila-Ortiz G, Sohrabi K, Wang CW, Karimbux N. The effect of keratinized mucosa width on peri-implant health: a systematic review. Int J Oral Maxillofac Implants. **2013** Nov–Dec; 28(6): 1536–1545. doi: 10.11607/jomi.3244.

Godat MS, Gruen TD, Miller PD, Craddock RD. Use of tuberosity connective tissue for root coverage and ridge augmentation: backgrounds and technique. Compend Contin Educ Dent. **2018** Sep;39(8): 533–539.

Grischke J, Karch A, Wenzlaff A, Foitzik MM, Stiesch M, Eberhard J. Keratinized mucosa width is associated with severity of peri-implant mucositis. A cross-sectional study. Clin Oral Implants Res. **2019** May; 30(5): 457–465. doi: 10.1111/clr.13432.

Grossberg DE. Interimplant papilla reconstruction: assessment of soft tissue changes and results of 12 consecutive cases. J Periodontol. **2001** Jul; 72(7): 958–962. doi: 10.1902/jop.2001.72.7.958.

Hämmerle CH, Jung RE, Feloutzis A. A systematic review of the survival of implants in bone sites augmented with barrier membranes (guided bone regeneration) in partially edentulous patients. J Clin Periodontol. **2002**; 29 Suppl 3: 226–231. doi: 10.1034/j.1600-051x.29.s3.14.x

Hämmerle CH, Jung RE. Bone augmentation by means of barrier membranes. Periodontol 2000. **2003**; 33: 36–53.

Hämmerle CH, Chen ST, Wilson TG Jr. Consensus statements and recommended clinical procedures regarding the placement of implants in extraction sockets. Int J Oral Maxillofac Implants. **2004**; 19 Suppl: 26–28.

Hämmerle CHF, Tarnow D. The etiology of hard- and soft-tissue deficiencies at dental implants: A narrative review. J Clin Periodontol. **2018** Jun; 45 Suppl 20: S267–S277. doi: 10.1111/jcpe.12955.

Hanser T, Khoury F. Alveolar ridge contouring with free connective tissue graft at implant placement: a 5-year consecutive clinical study. Int J Periodontics Restorative Dent. **2016** Jul–Aug; 36(4): 465–473. doi: 10.11607/prd.2730.

Happe A, Stimmelmayr M, Schlee M, Rothamel D. Surgical management of peri-implant soft tissue color mismatch caused by shine-through effects of restorative materials: one-year follow-up. Int J Periodontics Restorative Dent. **2013** Jan–Feb; 33(1): 81–88. doi: 10.11607/prd.1344.

Harris RJ. The connective tissue and partial thickness double pedicle graft: A predictable method of obtaining root coverage. J Periodontol. **1992** May; 63(5): 477–486. doi: 10.1902/jop.1992.63.5.477.

Harris RJ. Soft tissue ridge augmentation with an acellular dermal matrix. Int J Periodontics Restorative Dent. **2003** Feb; 23(1): 87–92.

Heitz-Mayfield LJA, Lang NP. Antimicrobial treatment of peri-implant disease. Int J Oral Maxillofac Implants. **2004**; 19 Suppl: 128–139.

Heitz-Mayfield LJA, Aaboe M, Araújo M, Carrión JB, Cavalcanti R, Cionca N, Cochran D, Darby I, Funakoshi E, Gierthmuehlen PC, Hashim D, Jahangiri L, Kwon Y, Lambert F, Layton DM, Lorenzana ER, McKenna G, Mombelli A, Müller F, Roccuzzo M, Salvi GE, Schimmel M, Srinivasan M, Tomasi C, Yeo A. Group 4 ITI Consensus Report: Risks and biologic complications associated with implant dentistry. Clin Oral Implants Res. **2018** Oct; 29 Suppl 16: 351–358. doi: 10.1111/clr.13307.

Heitz-Mayfield LJA, Salvi GE, Mombelli A, Loup PJ, Heitz F, Kruger E, Lang NP. Supportive peri-implant therapy following anti-infective surgical peri-implantitis treatment: 5-year survival and success. Clin Oral Implants Res. **2018** Jan; 29(1): 1–6. doi: 10.1111/clr.12910. (**a**)

Herford AS, Akin L, Cicciu M, Maiorana C, Boyne PJ. Use of a porcine collagen matrix as an alternative to autogenous tissue for grafting oral soft tissue defects. J Oral Maxillofac Surg. **2010** Jul; 68(7): 1463–1470. doi: 10.1016/j.joms.2010.02.054.

Hermann JS, Buser D, Schenk RK, Higginbottom FL, Cochran DL. Biologic width around titanium implants. A physiologically formed and stable dimension over time. Clin Oral Implants Res. **2000** Feb; 11(1): 1–11. doi: 10.1034/j.1600-0501.2000.011001001.x.

Hermann JS, Buser D, Schenk RK, Schoolfield JD, Cochran DL. Biologic width around one- and two-piece titanium implants. Clin Oral Implants Res. **2001** Dec; 12(6): 559–571. doi: 10.1034/j.1600-0501.2001.120603.x.

Hidaka T, Ueno D. Mucosal dehiscence coverage for dental implant using split pouch technique: a two-stage approach [corrected]. J Periodontal Implant Sci. **2012** Jun; 42(3): 105–109. doi: 10.5051/jpis.2012.42.3.105.

Hinds KF. Custom impression coping for an exact registration of the healed tissue in the esthetic implant restoration. Int J Periodontics Restorative Dent. **1997** Dec; 17(6): 584–591.

Hofmänner P, Alessandri R, Laugisch O, Aroca S, Salvi GE, Stavropoulos A, Sculean A. Predictability of surgical techniques used for coverage of multiple adjacent gingival recessions—a systematic review. Quintessence Int. **2012** Jul–Aug; 43(7): 545–554

Hürzeler MB, Weng D. A single-incision technique to harvest subepithelial connective tissue grafts from the palate. Int J Periodontics Restorative Dent. **1999** Jun; 19(3): 279–287.

Imberman M. Gingival augmentation with an acellular dermal matrix revisited: surgical technique for gingival grafting. Pract Proced Aesthet Dent. **2007** Mar; 19(2): 123–128.

Ioannidis A, Cathomen E, Jung RE, Fehmer V, Hüsler J, Thoma DS. Discoloration of the mucosa caused by different restorative materials - a spectrophotometric in vitro study. Clin Oral Implants Res. **2017** Sep; 28(9): 1133–1138. doi: 10.1111/clr.12928.

Iorio-Siciliano V, Blasi A, Sammartino G, Salvi GE, Sculean A. Soft tissue stability related to mucosal recession at dental implants: a systematic review. Quintessence Int. **2020**; 51(1): 28–36. doi: 10.3290/j.qi.a43048.

Jensen SS, Terheyden H. Bone augmentation procedures in localized defects in the alveolar ridge: clinical results with different bone grafts and bone-substitute materials. Int J Oral Maxillofac Implants. **2009**;24 Suppl: 218–236.

Jepsen S, Berglundh T, Genco R. Aass AM, Demirel K, Derks J, Figuero E, Giovannoli JL, Goldstein M, Lambert F, Ortiz-Vigon A, Polyzois I, Salvi GE, Schwarz F, Serino G, Tomasi C, Zitzmann NU. Primary prevention of peri-implantitis: managing peri-implant mucositis. J Clin Periodontol. **2015** Apr; 42 Suppl 16: S152–S157. doi: 10.1111/jcpe.12369.

Jepsen S, Schwarz F, Cordaro L, Derks J, Hämmerle CHF, Heitz-Mayfield LJ, Hernández-Alfaro F, Meijer HJA, Naenni N, Ortiz-Vigón A, Pjetursson B, Raghoebar GM, Renvert S, Rocchietta I, Roccuzzo M, Sanz-Sánchez I, Simion M, Tomasi C, Trombelli L, Urban I. Regeneration of alveolar ridge defects. Consensus report of group 4 of the 15th European Workshop on Periodontology on Bone Regeneration. J Clin Periodontol. **2019** Jun; 46 Suppl 21: 277–286. doi: 10.1111/jcpe.13121.

Jung RE, Siegenthaler DW, Hämmerle CH. Postextraction tissue management: a soft tissue punch technique. Int J Periodontics Restorative Dent. **2004** Dec; 24(6): 545–553.

Jung RE, Sailer I, Hämmerle CH, Attin T, Schmidlin P. In vitro color changes of soft tissues caused by restorative materials. Int J Periodontics Restorative Dent. **2007** Jun; 27(3): 251–257.

Jung UW, Um YJ, Choi SH. Histologic observation of soft tissue acquired from maxillary tuberosity area for root coverage. J Periodontol. **2008** May; 79(5): 934–940. doi: 10.1902/jop.2008.070445.

Jung RE, Holderegger C, Sailer I, Khraisat A, Suter A, Hämmerle CH. The effect of all-ceramic and porcelain-fused-to-metal restorations on marginal peri-implant soft tissue color: a randomized controlled clinical trial. Int J Periodontics Restorative Dent. **2008** Aug; 28(4): 357–365.

Jung UW, Um YJ, Choi SH. Histologic observation of soft tissue acquired from maxillary tuberosity area for root coverage. J Periodontol. **2008** May; 79(5): 934–940. doi: 10.1902/jop.2008.070445. (**b**)

Jung RE, Hälg GA, Thoma DS, Hämmerle CH. A randomized, controlled clinical trial to evaluate a new membrane for guided bone regeneration around dental implants. Clin Oral Implants Res. **2009** Feb; 20(2): 162–168. doi: 10.1111/j.1600-0501.2008.01634.x. doi: 10.1111/j.1600-0501.2008.01634.x.

Jung RE, Fenner N, Hämmerle CH, Zitzmann NU. Long-term outcome of implants placed with guided bone regeneration (GBR) using resorbable and non-resorbable membranes after 12 – 14 years. Clin Oral Implants Res. **2013** Oct; 24(10): 1065 – 1073. doi: 10.1111/j.1600-0501.2012.02522.x.

Jung RE, Heitz-Mayfield L, Schwarz F; Groups of the 2nd Osteology Foundation Consensus Meeting. Evidence-based knowledge on the aesthetics and maintenance of peri-implant soft tissues: Osteology Foundation Consensus Report Part 3—Aesthetics of peri-implant soft tissues. Clin Oral Implants Res. **2018** Mar; 29 Suppl 15: 14 – 17. doi: 10.1111/clr.13113.

Klein MO, Al-Nawas B. For which clinical indications in dental implantology is the use of bone substitute materials scientifically substantiated? Eur J Oral Implantol. **2011** Jan; 4(5), 11 – 29.

Kohal RJ, Att W, Bächle M, Butz F. Ceramic abutments and ceramic oral implants. An update. Periodontol 2000. **2008**; 47: 224 – 243. doi: 10.1111/j.1600-0757.2007.00243.x.

Kornman K, Crane A, Wang H, di Giovine F, Newman M, Pirk F, Wilson T, Higginbottom F, Duff G. The interleukin-1 genotype as a severity factor in adult periodontitis disease. J Clin Periodontol. **1997** Jan; 24(1): 72 – 77. doi: 10.1111/j.1600-051x.1997.tb01187.x.

Lai YL, Chen HL, Chang LY, Lee SY. Resubmergence technique for the management of soft tissue recession around an implant: case report. Int J Oral Maxillofac Implants. **2010** Jan – Feb; 25(1): 201 – 204.

Lang NP, Karring T, Lindhe J. Proceedings of the Third European Workshop on Periodontology-Implant Dentistry. Chicago: Quintessence, **1999**.

Lang NP, Wilson TG, Corbet EF. Biological complications with dental implants: their prevention, diagnosis and treatment. Clin Oral Implants Res. **2000**; 11 (Suppl 1): 46 – 55.

Lang NP, Berglundh T, Heitz-Mayfield LJ, Pjetursson BE, Salvi GE, Sanz M. Consensus statements and recommended clinical procedures regarding implant survival and complications. Int J Oral Maxillofac Implants. **2004**; 19 Suppl: 150 – 154.

Langer B, Langer L. Subepithelial connective tissue graft technique for root coverage. J Periodontol. **1985** Dec; 56(12): 715 – 720.

Le B, Borzabadi-Farahani A, Nielsen B. Treatment of labial soft tissue recession around dental implants in the esthetic zone using guided bone regeneration with mineralized allograft: a retrospective clinical case series. J Oral Maxillofac Surg. **2016** Aug; 74(8): 1552 – 1561. doi: 10.1016/j.joms.2016.04.015.

Lee CT, Hamalian T, Schulze-Spate U. Minimally invasive treatment of soft tissue deficiency around an implant-supported restoration in the esthetic zone: modified VISTA technique case report. J Oral Implantol. **2015** Feb; 41(1): 71 – 76. doi: 10.1563/AAID-JOI-D-13-00043.

Lekholm U, Zarb G. Patient selection and preparation. In: Brånemark P, Zarb G, Albrektsson T (eds). Tissue-integrated prostheses: osseointegration in clinical dentistry. Chicago: Quintessence Publishing. **1985**; 199 – 209.

Lekholm U, Sennerby L, Roos J, Becker W. Soft tissue and marginal bone conditions at osseointegrated implants that have exposed threads: a 5-year retrospective study. Int J Oral Maxillofac Implants. **1996** Sep – Oct; 11(5): 599 – 604.

Levine RA, McGuire M. The diagnosis and treatment of the gummy smile. Compend Contin Educ Dent. **1997** Aug; 18(8): 757 – 762.

Levine RA, Huynh-Ba G, Cochran DL. Soft tissue augmentation procedures for mucogingival defects in esthetic sites. Int J Oral Maxillofac Implants. **2014**; 29 Suppl: 155 – 185. doi: 10.11607/jomi.2014suppl.g3.2.

Li D, Ferguson SJ, Beutler T, Cochran DL, Sittig C, Hirt HP, Buser D. Biomechanical comparison of the sandblasted and acid-etched and the machined and acid-etched titanium surface for dental implants. J Biomed Mater Res. **2002** May; 60(2): 325 – 332. doi: 10.1002/jbm.10063

Lim HC, Wiedemeier DB, Hämmerle CHF, Thoma DS. The amount of keratinized mucosa may not influence peri-implant health in compliant patients: A retrospective 5-year analysis. J Clin Periodontol. **2019** Mar; 46(3): 354 – 362. doi: 10.1111/jcpe.13078.

Lin GH, Chan HL, Wang HL. The significance of keratinized mucosa on implant health: a systematic review. J Periodontol. **2013** Dec; 84(12): 1755 – 1767. doi: 10.1902/jop.2013.120688.

Lindhe J, Wennström JL, Berglundh T. The mucosa at teeth and implants. In: Lindhe J, Lang NP, Karring K (eds). Clinical Periodontology and Implant Dentistry, 5th ed. Oxford: Blackwell Munksgaard. **2008**; 69 – 85.

Lindquist LW, Carlsson GE, Jemt T. A prospective 15-year follow-up study of mandibular fixed prostheses supported by osseointegrated implants. Clinical results and marginal bone loss. Clin Oral Implants Res. **1996** Dec; 7(4): 329 – 336. doi: 10.1034/j.1600-0501.1996.070405.x. [Published correction appears in Clin Oral Implants Res **1997** Aug; 8(4): 342.]

Linkevicius T, Apse P, Grybauskas S, Puisys A. (2009) The influence of soft tissue thickness on crestal bone changes around implants: a 1-year prospective controlled clinical trial. Int J Oral Maxillofac Implants. **2009** Jul – Aug; 24(4): 712 – 719.

Linkevicius T, Puisys A, Linkeviciene L, Peciuliene V, Schlee M. Crestal bone stability around implants with horizontally matching connection after soft tissue thickening: a prospective clinical trial. Clin Implant Dent Relat Res. **2015** Jun; 17(3): 497 – 508. doi: 10.1111/cid.12155.

Listgarten MA, Buser D, Steinemann SG, Donath K, Lang NP, Weber HP. Light and transmission electron microscopy of the intact interfaces between non-submerged titanium-coated epoxy resin implants and bone or gingiva. J Dent Res. **1992** Feb; 71(2): 364 – 371. doi: 10.1177/00220345920710020401.

Listgarten MA. Soft and hard tissue response to endosseous dental implants. Anat Rec. **1996** Jun; 245(2): 410 – 425. doi: 10.1002/(SICI)1097-0185(199606)245:2<410::AID-AR20>3.0.CO;2-R.

Lorenzana ER, Allen EP. The single-incision palatal harvest technique: a strategy for esthetics and patient comfort. Int J Periodontics Restorative Dent. **2000** Jun; 20(3): 297 – 305.

Lorenzana ER. Soft tissue risk assessment in esthetic restorative and implant dentistry: smile analysis, gingival esthetics, and dental implant report. Funct Esth Rest Dent. **2008**; 2(3): 2 – 12.

Lorenzana ER, Gillespie JG, Martin WC, Riewe K. Altered passive eruption in conjunction with implant placement in the esthetic zone. Implant Realities. **2009**; 1: 18 – 21.

Lorenzo R, García V, Orsini M, Martin C, Sanz M. Clinical efficacy of a xenogeneic collagen matrix in augmenting keratinized mucosa around implants: a randomized controlled prospective clinical trial. Clin Oral Implants Res. **2012** Mar; 23(3): 316 – 324. doi: 10.1111/j.1600-0501.2011.02260.x.

Louropoulou A, Slot DE, Van der Weijden F. Titanium surface alterations following the use of different mechanical instruments: a systematic review. Clin Oral Implants Res. **2012** Jun; 23(6): 643 – 658. doi: 10.1111/j.1600-0501.2011.02208.x.

MacBeth N, Trullenque-Eriksson A, Donos N, Mardas N. Hard and soft tissue changes following alveolar ridge preservation: a systematic review. Clin Oral Implants Res. **2017** Aug; 28(8): 982 – 1004. doi: 10.1111/clr.12911.

Magne P, Belser U. Bonded porcelain restorations in the anterior dentition: a biomimetic approach. Chicago: Quintessence, **2002**.

Mahn DH. Treatment of gingival recession with a modified "tunnel" technique and an acellular dermal connective tissue allograft. Pract Proced Aesthet Dent. **2001** Jan – Feb; 13(1): 69 – 74.

Maiorana C, Beretta M, Salina S, Santoro F. Reduction of autogenous bone graft resorption by means of Bio-Oss coverage: a prospective study. Int J Periodontics Restorative Dent. **2005** Feb; 25(1): 19 – 25.

Mardas N, Trullenque-Eriksson A, MacBeth N, Petrie A, Donos N. Does ridge preservation following tooth extraction improve implant treatment outcomes: a systematic review: Group 4: Therapeutic concepts & methods. Clin Oral Implants Res. **2015** Sep; 26 Suppl 11: 180 – 201. doi: 10.1111/clr.12639.

Mareque-Bueno S. A novel surgical procedure for coronally repositioning of the buccal implant mucosa using acellular dermal matrix: a case report. J Periodontol. **2011** Jan; 82(1): 151 – 156. doi: 10.1902/jop.2010.100364.

Martin W, Chappuis V, Morton D, Buser D. Preoperative risk assessment and treatment planning for optimal esthetic outcomes. In: Chappuis V, Martin W. ITI Treatment Guide, Vol. 10. Implant therapy in the esthetic zone: current treatment modalities and materials for single-tooth replacements. Editors: Buser D, Chen S, Wismeijer D. Berlin: Quintessence. **2017**.

Mathews DP. The pediculated connective tissue graft: a technique for improving unaesthetic implant restorations. Pract Proced Aesthet Dent. **2002** Nov – Dec; 14(9): 719 – 724.

Mazzotti C, Stefanini M, Felice P, Bentivogli V, Mounssif I, Zucchelli G. Soft-tissue dehiscence coverage at peri-implant sites. Periodontol 2000. **2018** Jun; 77(1): 256 – 272. doi: 10.1111/prd.12220.

McGuire MK, Scheyer ET. Xenogeneic collagen matrix with coronally advanced flap compared to connective tissue with coronally advanced flap for the treatment of dehiscence-type recession defects. J Periodontol. **2010** Aug; 81(8): 1108 – 1117. doi: 10.1902/jop.2010.090698.

Mercado F, Hamlet S, Ivanovski S. Regenerative surgical therapy for peri-implantitis using deproteinized bovine bone mineral with 10% collagen, enamel matrix derivative and doxycycline: a prospective 3-year cohort study. Clin Oral Implants Res. **2018** Jun; 29(6): 583 – 591. doi: 10.1111/clr.13256.

Merli M, Bernardelli F, Giulianelli E, Toselli I, Mariotti G, Nieri M. Peri-implant bleeding on probing: a cross-sectional multilevel analysis of associated factors. Clin Oral Implants Res. **2017** Nov; 28(11): 1401 – 1405. doi: 10.1111/clr.13001.

Mezzomo LA, Shinkai RS, Mardas N, Donos N. Alveolar ridge preservation after dental extraction and before implant placement: a literature review. Revista Odonto Ciência. **2011**: 26(1); 77 – 83.

Miller PD Jr. A classification of marginal tissue recession. Int J Periodontics Restorative Dent. **1985**; 5(2): 8 – 13.

Mitchell R. The use of collagen in oral surgery. Ann Acad Med Singapore. **1986** Jul; 15(3): 355 – 360.

Monaco C, Evangelisti E, Scotti R, Zucchelli G, Mignani G. A fully digital approach to replicate peri-implant soft tissue contours and emergence profile in the esthetic zone. Clin Oral Implants Res. **2016** Dec; 27(12): 1511 – 1514. doi: 10.1111/clr.12599.

Monje A, Blasi G. Significance of keratinized mucosa/gingiva on peri-implant and adjacent periodontal conditions in erratic maintenance compliers. J Periodontol. **2019** May; 90(5): 445 – 453. doi: 10.1002/JPER.18-0471.

Moraschini V, Luz D, Velloso G, Barboza EDP. Quality assessment of systematic reviews of the significance of keratinized mucosa on implant health. Int J Oral Maxillofac Surg. **2017** Jun; 46(6): 774 – 781. doi: 10.1016/j.ijom.2017.02.1274.

Mühlemann S, Jung R, Thoma D. Xenografts vs. autografts for soft tissue augmentation in dental implants. Forum Implantologicum. **2012**; 2: 64 – 70.

Nanci A, Bosshardt DD. Structure of periodontal tissues in health and disease. Periodontol 2000. **2006**; 40: 11 – 28. doi: 10.1111/j.1600-0757.2005.00141.x.

Nauta A, Gurtner GC, Longaker MT. Wound healing and regenerative strategies. Oral Dis. **2011** Sep; 17(6): 541 – 549. doi: 10.1111/j.1601-0825.2011.01787.x.

Oates TW, Robinson M, Gunsolley JC. Surgical Therapies for the Treatment of Gingival Recession. A Systematic Review. Ann Periodontol. **2003**; 8(1): 303 – 320. doi: 10.1902/annals.2003.8.1.303.

Oh SL, Masri RM, Williams DA, Ji C, Romberg E. Free gingival grafts for implants exhibiting lack of keratinized mucosa: a prospective controlled randomized clinical study. J Clin Periodontol. **2017** Feb; 44(2): 195 – 203. doi: 10.1111/jcpe.12660.

Orsini M, Orsini G, Benlloch D, Aranda JJ, Lázaro P, Sanz M. Esthetic and dimensional evaluation of free connective tissue grafts in prosthetically treated patients: a 1-year clinical study. J Periodontol. **2004** Mar; 75(3): 470 – 477. doi: 10.1902/jop.2004.75.3.470.

Palmer RM, Cortellini P. Periodontal tissue engineering and regeneration: Consensus Report of the Sixth European Workshop on Periodontology. J Clin Periodontol. **2008** Sep; 35(8 Suppl): 83 – 86. doi: 10.1111/j.1600-051X.2008.01262.x.

Paniz G, Mazzocco F. Surgical-prosthetic management of facial soft tissue defects on anterior single implant-supported restorations: a clinical report. Int J Esthet Dent. Int J Esthet Dent. **2015** Summer; 10(2): 270 – 284.

Papapetros D, Vassilis K, Antonis K, Danae AA. Interim tissue changes following connective tissue grafting and two-stage implant placement. A randomized clinical trial. J Clin Periodontol. **2019** Sep; 46(9): 958 – 968. doi: 10.1111/jcpe.13159.

Papi P, Pompa G. The use of a novel porcine derived acellular dermal matrix (Mucoderm) in peri-implant soft tissue augmentation: preliminary results of a prospective pilot cohort study. Biomed Res Int. **2018** Jul 9; 2018:6406051. doi: 10.1155/2018/6406051.

Park JB. Increasing the width of keratinized mucosa around endosseous implant using acellular dermal matrix allograft. Implant Dent. **2006** Sep; 15(3): 275–281. doi: 10.1097/01.id.0000227078.70869.20.

Perussolo J, Souza AB, Matarazzo F, Oliveira RP, Araújo MG. Influence of the keratinized mucosa on the stability of peri-implant tissues and brushing discomfort: A 4-year follow-up study. Clin Oral Implants Res. **2018** Dec; 29(12): 1177–1185. doi: 10.1111/clr.13381.

Pontes AE, Ribeiro FS, Iezzi G, Piattelli A, Cirelli JA, Marcantonio E Jr. Biologic width changes around loaded implants inserted in different levels in relation to crestal bone: histometric evaluation in canine mandible. Clin Oral Implants Res. **2008** May; 19(5): 483–490. doi: 10.1111/j.1600-0501.2007.01506.x.

Puisys A, Linkevicius T. The influence of mucosal tissue thickening on crestal bone stability around bone-level implants. A prospective controlled clinical trial. Clin Oral Implants Res. **2015** Feb; 26(2): 123–129. doi: 10.1111/clr.12301.

Quirynen M, Herrera D, Teughels W, Sanz M. Implant therapy: 40 years of experience. Periodontol 2000. **2014** Oct; 66(1): 7–12. doi: 10.1111/prd.12060.

Raigrodski AJ, Hillstead MB, Meng GK, Chung KH. Survival and complications of zirconia-based fixed dental prostheses: a systematic review. J Prosthet Dent. **2012** Mar; 107(3): 170–177. doi: 10.1016/S0022-3913(12)60051-1.

Ramanauskaite A, Roccuzzo A, Schwarz F. A systematic review on the influence of the horizontal distance between two adjacent implants inserted in the anterior maxilla on the inter-implant mucosa fill. Clin Oral Implants Res. **2018** Mar; 29 Suppl 15: 62–70. doi: 10.1111/clr.13103.

Rastogi S, Modi M, Sathian B. The efficacy of collagen membrane as a biodegradable wound dressing material for surgical defects of oral mucosa: a prospective study. J Oral Maxillofac Surg. **2009** Aug; 67(8): 1600–1606. doi: 10.1016/j.joms.2008.12.020.

Renvert S, Polyzois IN. Clinical approaches to treat peri-implant mucositis and peri-implantitis. Periodontol 2000. **2015** Jun; 68(1):369–404. doi: 10.1111/prd.12069.

Roccuzzo M, Bunino M, Needleman I, Sanz M. Periodontal plastic surgery for treatment of localized gingival recessions: a systematic review. Journal of Clinical Periodontology. **2002**; 29 Suppl 3: 178–194. doi: 10.1034/j.1600-051x.29.s3.11.x.

Roccuzzo M, Bonino F, Bonino L, Dalmasso P. Surgical therapy of peri-implantitis lesions by means of a bovine-derived xenograft: comparative results of a prospective study on two different implant surfaces. J Clin Periodontol. **2011** Aug; 38(8): 738–745. doi: 10.1111/j.1600-051X.2011.01742.x.

Roccuzzo M, Bonino L, Dalmasso P, Aglietta M. Long-term results of a three arms prospective cohort study on implants in periodontally compromised patients: 10-year data around sandblasted and acid-etched (SLA) surface. Clin Oral Implants Res. **2014** Oct; 25(10): 1105–1112. doi: 10.1111/clr.12227. (**a**)

Roccuzzo M, Gaudioso L, Bunino M, Dalmasso P. Surgical treatment of buccal soft tissue recessions around single implants: 1-year results from a prospective pilot study. Clin Oral Implants Res. **2014** Jun; 25(6): 641–646. doi: 10.1111/clr.12149. (**b**)

Roccuzzo M, Gaudioso L, Bunino M, Dalmasso P. Long-term stability of soft tissues following alveolar ridge preservation: 10-year results of a prospective study around nonsubmerged implants. Int J Periodontics Restorative Dent. **2014** Nov–Dec; 34(6): 795–804. doi: 10.11607/prd.2133. (c)

Roccuzzo M, Grasso G, Dalmasso P. Keratinized mucosa around implants in partially edentulous posterior mandible: 10-year results of a prospective comparative study. Clin Oral Implants Res. **2016** Apr; 27(4): 491–496. doi: 10.1111/clr.12563.

Roccuzzo M, Savoini M, Dalmasso P, Ramieri G. Long-term outcomes of implants placed after vertical alveolar ridge augmentation in partially edentulous patients: a 10-year prospective clinical study. Clin Oral Implants Res. **2017** Oct; 28(10): 1204–1210. doi: 10.1111/clr.12941.

Roccuzzo M, Pittoni D, Roccuzzo A, Charrier L, Dalmasso P. Surgical treatment of peri-implantitis intrabony lesions by means of deproteinized bovine bone mineral with 10% collagen: 7-year-results. Clin Oral Implants Res. **2017** Dec;28(12):1577-1583. doi: 10.1111/clr.13028.

Roccuzzo M, Dalmasso P, Pittoni D, Roccuzzo A. Treatment of buccal soft tissue dehiscence around single implant: 5-year results from a prospective study. Clin Oral Investig. **2019** Apr; 23(4): 1977 – 1983. doi: 10.1007/s00784-018-2634-4.

Rojo E, Stroppa G, Sanz-Martín I, Gonzalez-Martín O, Alemany AS, Nart J. Soft tissue volume gain around dental implants using autogenous subepithelial connective tissue grafts harvested from the lateral palate or tuberosity area. A randomized controlled clinical study. J Clin Periodontol. **2018** Apr; 45(4): 495 – 503. doi: 10.1111/jcpe.12869.

Romanos G, Grizas E, Nentwig GH. Association of keratinized mucosa and periimplant soft tissue stability around implants with platform switching. Implant Dent. **2015** Aug; 24(4): 422 – 426. doi: 10.1097/ID.0000000000000274.

Rompen E, Domken O, Degidi M, Pontes AE, Piattelli A. The effect of material characteristics, of surface topography and of implant components and connections on soft tissue integration: a literature review. Clin Oral Implants Res. **2006** Oct; 17 Suppl 2: 55 – 67. doi: 10.1111/j.1600-0501.2006.01367.x.

Rossi S, Tirri T, Paldan H, Kuntsi-Vaattovaara H, Tulamo R, Närhi T. Peri-implant tissue response to TiO2 surface modified implants. Clin Oral Implants Res. **2008** Apr; 19(4): 348 – 355. doi: 10.1111/j.1600-0501.2007.01478.x.

Saffar JL, Lasfargues JJ, Cherruau M. Alveolar bone and the alveolar process: the socket that is never stable. Periodontol 2000. **1997** Feb; 13: 76 – 90. doi: 10.1111/j.1600-0757.1997.tb00096.x.

Sailer I, Makarov NA, Thoma DS, Zwahlen M, Pjetursson BE. All-ceramic or metal-ceramic tooth-supported fixed dental prostheses (FDPs)? A systematic review of the survival and complication rates. Part I: Single crowns (SCs). Dent Mater. **2015** Jun; 31(6), 603 – 623. doi: 10.1016/j.dental.2015.02.011.

Salvi GE, Aglietta M, Eick S, Sculean A, Lang NP, Ramseier CA. Reversibility of experimental peri-implant mucositis compared with experimental gingivitis in humans. Clin Oral Implants Res. **2012** Feb; 23(2): 182 – 190. doi: 10.1111/j.1600-0501.2011.02220.x.

Sanz M, Lorenzo R, Aranda JJ, Martin C, Orsini M. Clinical evaluation of a new collagen matrix (Mucograft prototype) to enhance the width of keratinized tissue in patients with fixed prosthetic restorations: a randomized prospective clinical trial. J Clin Periodontol. **2009** Oct; 36(10): 868 – 876. doi: 10.1111/j.1600-051X.2009.01460.x.

Sanz M, Dahlin C, Apatzidou D, Artzi Z, Bozic D, Calciolari E, De Bruyn H, Dommisch H, Donos N, Eickholz P, Ellingsen JE, Haugen HJ, Herrera D, Lambert F, Layrolle P, Montero E, Mustafa K, Omar O, Schliephake H. Biomaterials and regenerative technologies used in bone regeneration in the craniomaxillofacial region: Consensus report of group 2 of the 15th European Workshop on Periodontology on Bone Regeneration. J Clin Periodontol. **2019** Jun; 46 Suppl 21: 82 – 91. doi: 10.1111/jcpe.13123.

Sanz-Martín I, Rojo E, Maldonado E, Stroppa G, Nart J, Sanz M. Structural and histological differences between connective tissue grafts harvested from the lateral palatal mucosa or from the tuberosity area. Clin Oral Investig. **2019** Feb; 23(2): 957 – 964. doi: 10.1007/s00784-018-2516-9.

Schallhorn RA, McClain PK, Charles A, Clem D, Newman MG. Evaluation of a porcine collagen matrix used to augment keratinized tissue and increase soft tissue thickness around existing dental implants. Int J Periodontics Restorative Dent. **2015** Jan – Feb; 35(1): 99 – 103. doi: 10.11607/prd.1888.

Schluger S, Yuodelis R, Page R. Resective periodontal surgery in pocket elimination. In: Periodontal disease. Basic phenomena, clinical management, and occlusal and restorative interrelationships (chapter 22). Philadelphia: Lea & Febiger. **1977;** 470 – 519.

Schmitt CM, Moest T, Lutz R, Wehrhan F, Neukam FW, Schlegel KA. Long-term outcomes after vestibuloplasty with a porcine collagen matrix (Mucograft®) versus the free gingival graft: a comparative prospective clinical trial. Clin Oral Implants Res. **2016** Nov; 27(11): e125 – e133. doi: 10.1111/clr.12575.

Schou S, Holmstrup P, Hjorting-Hansen E, et al. Plaque-induced marginal tissue reactions of osseointegrated oral implants: a review of the literature. Clin Oral Implants Res. **1992** Dec; 3(4): 149–161. doi: 10.1034/j.1600-0501.1992.030401.x.

Schroeder HE, Listgarten MA. The gingival tissues: the architecture of periodontal protection. Periodontol 2000. **1997** Feb; 13: 91–120. doi: 10.1111/j.1600-0757.1997.tb00097.x.

Schrott AR, Jimenez M, Hwang JW, Fiorellini J, Weber HP. Five year evaluation on the influence of keratinized mucosa on peri-implant soft health and stability around implants supporting full-arch mandibular fixed prostheses. Clin Oral Implants Res. **2009** Oct; 20(10): 1170–1177. doi: 10.1111/j.1600-0501.2009.01795.x.

Schwarz F, Ferrari D, Herten M, Mihatovic I, Wieland M, Sager M, Becker J. Effects of surface hydrophilicity and microtopography on early stages of soft and hard tissue integration at non-submerged titanium implants: an immunohistochemical study in dogs. J Periodontol. **2007** Nov; 78(11): 2171–2184. doi: 10.1902/jop.2007.070157.

Schwarz F, Sahm N, Iglhaut G, Becker J. Impact of the method of surface debridement and decontamination on the clinical outcome following combined surgical therapy of peri-implantitis: a randomized controlled clinical study. J Clin Periodontol. **2011** Mar; 38(3): 276–284. doi: 10.1111/j.1600-051X.2010.01690.x.

Schwarz F, John G, Mainusch S, Sahm N, Becker J. Combined surgical therapy of peri-implantitis evaluating two methods of surface debridement and decontamination. A two-year follow-up report. J Clin Periodontol. **2012** Aug; 39(8): 789–797. doi: 10.1111/j.1600-051X.2012.01867.x.

Schwarz F, Derks J, Monje A, Wang H-L. Peri-implantitis. J Periodontol. **2018** Jun; 89 Suppl 1: S267–S290. doi: 10.1002/JPER.16-0350.

Sculean A, Gruber R, Bosshardt DD. Soft tissue wound healing at teeth and dental implants. J Clin Periodontol. **2014** Apr; 41 Suppl 15: S6–S22. doi: 10.1111/jcpe.12206.(a)

Sculean A, Cosgarea R, Stähli A, Katsaros C, Arweiler NB, Brecx M, Deppe H. The modified coronally advanced tunnel combined with an enamel matrix derivative and subepithelial connective tissue graft for the treatment of isolated mandibular Miller Class I and II gingival recessions: a report of 16 cases. Quintessence Int. **2014** Nov–Dec; 45(10): 829–835. doi: 10.3290/j.qi.a32636.(b)

Sculean A, Cosgarea R, Stähli A, Katsaros C, Arweiler NB, Miron RJ, Deppe H. Treatment of multiple adjacent maxillary Miller Class I, II, and III gingival recessions with the modified coronally advanced tunnel, enamel matrix derivative, and subepithelial connective tissue graft: A report of 12 cases. Quintessence Int. **2016**; 47(8): 653–659. doi: 10.3290/j.qi.a36562.

Sculean A, Chappuis V, Cosgarea R. Coverage of mucosal recessions at dental implants. Periodontol 2000. **2017** Feb; 73(1): 134–140. doi: 10.1111/prd.12178.(a)

Sculean A, Cosgarea R, Katsaros C, Arweiler NB, Miron RJ, Deppe H. Treatment of single and multiple Miller Class I and III gingival recessions at crown-restored teeth in maxillary esthetic areas. Quintessence Int. 2017; 48(10): 777–782. doi: 10.3290/j.qi.a39031. (b)

Sculean A, Allen EP. The laterally closed tunnel for the treatment of deep isolated mandibular recessions: surgical technique and a report of 24 cases. Int J Periodontics Restorative Dent. **2018** Jul–Aug; 38(4): 479–487. doi: 10.11607/prd.3680.

Sculean A, Romanos G, Schwarz F, Ramanauskaite A, Keeve PL, Khoury F, Koo KT, Cosgarea R. Soft-tissue management a spart oft he surgical treatment of periimplantitis: a narrative review. Implant Dent. **2019** Apr; 28(2): 210–216. doi: 10.1097/ID.0000000000000870.

Seibert J, Salama H. Alveolar ridge preservation and reconstruction. Periodontol 2000. **1996** Jun; 11: 69–84. doi: 10.1111/j.1600-0757.1996.tb00185.x.

Shahidi P, Jacobson Z, Dibart S, Pourati J, Nunn ME, Barouch K, Van Dyke TE. Efficacy of a new papilla generation technique in implant dentistry: a preliminary study. Int J Oral Maxillofac Implants. **2008** Sep–Oct; 23(5): 926–934.

Shea BJ, Grimshaw JM, Wells GA, Boers M, Andersson N, Hamel C, Porter AC, Tugwell P, Moher D, Bouter LM. Development of AMSTAR: a measurement tool to assess the methodological quality of systematic reviews. BMC Med Res Methodol. 2007 Feb 15; 7: 10. doi: 10.1186/1471-2288-7-10.

Shibli JA, d'Avila S, Marcantonio E Jr. Connective tissue graft to correct peri-implant soft tissue margin: A clinical report. J Prosthet Dent. 2004 Feb; 91(2): 119 – 122. doi: 10.1016/j.prosdent.2003.09.017.

Shibli JA, d'Avila S. Restoration of the soft-tissue margin in single-tooth implant in the anterior maxilla. J Oral Implantol. 2006; 32(6): 286 – 290. doi: 10.1563/0-790.1.

Sicilia A, Botticelli D. Computer-guided implant therapy and soft- and hard-tissue aspects. The Third EAO Consensus Conference 2012. Clin Oral Implants Res. 2012 Oct; 23 Suppl 6: 157 – 161. doi: 10.1111/j.1600-0501.2012.02553.x.

Silverstein L, Lefkove M. The use of the subepithelial connective tissue graft to enhance both the aesthetics and periodontal contours surrounding dental implants. J Oral Implantol. 1994; 20(2): 135 – 138.

Simion M, Fontana F, Rasperini G, Maiorana C. Vertical ridge augmentation by expanded-polytetrafluoroethylene membrane and a combination of intraoral autogenous bone graft and deproteinized anorganic bovine bone (Bio-Oss). Clin Oral Implants Res. 2007 Oct; 18(5): 620 – 629. doi: 10.1111/j.1600-0501.2007.01389.x.

Simons AM, Darany DG, Giordano JR. The use of free gingival grafts in the treatment of peri-implant soft tissue complications: clinical report. Implant Dent. 1993 Spring; 2(1): 27 – 30. doi: 10.1097/00008505-199304000-00006.

Souza AB, Tormena M, Matarazzo F, Araújo MG. The influence of peri-implant keratinized mucosa on brushing discomfort and peri-implant tissue health. Clin Oral Implants Res. 2016 Jun; 27(6): 650 – 655. doi: 10.1111/clr.12703.

Speroni S, Cicciù M, Maridati P, Grossi GB, Maiorana C. Clinical investigation of mucosal thickness stability after soft tissue grafting around implants: a 3-year retrospective study. Indian J Dent Res. 2010 Oct – Dec; 21(4): 474 – 479. doi: 10.4103/0970-9290.74208.

Spray JR, Black CG, Morris HF, Ochi S. The influence of bone thickness on facial marginal bone response: stage 1 placement through stage 2 uncovering. Ann Periodontol. 2000 Dec; 5(1): 119 – 128. doi: 10.1902/annals.2000.5.1.119.

Stefanini M, Felice P, Mazzotti C, Marzadori M, Gherlone EF, Zucchelli G. Transmucosal implant placement with submarginal connective tissue graft in area of shallow buccal bone dehiscence: a three-year follow-up case series. Int J Periodontics Restorative Dent. 2016 Sep – Oct; 36(5): 621 – 630. doi: 10.11607/prd.2537.

Strub JR, Gaberthuel TW, Grunder U. The role of attached gingiva in the health of peri-implant tissue in dogs. 1. Clinical findings. Int J Periodontics Restorative Dent. 1991; 11(4): 317 – 333.

Studer SP, Allen EP, Rees TC, Kouba A. The thickness of masticatory mucosa in the human hard palate and tuberosity as potential donor sites for ridge augmentation procedures. J Periodontol. 1997 Feb; 68(2): 145 – 151. doi: 10.1902/jop.1997.68.2.145.

Suárez-López Del Amo F, Lin GH, Monje A, Galindo-Moreno P, Wang HL. Influence of soft tissue thickness on peri-implant marginal bone loss. A systematic review and meta-analysis. J Periodontol. 2016 Jun; 87(6): 690 – 699. doi: 10.1902/jop.2016.150571.

Subramani K, Wismeijer D. Decontamination of titanium implant surface and re-osseointegration to treat peri-implantitis: a literature review. Int J Oral Maxillofac Implants. 2012 Sep – Oct; 27(5): 1043 – 1054.

Sullivan HC, Atkins JH. The role of free gingival grafts in periodontal therapy. Dent Clin North Am. 1969 Jan; 13(1): 133 – 148.

Tarnow DP, Cho SC, Wallace SS. The effect of inter-implant distance on the height of inter-implant bone crest. J Periodontol. 2000 Apr; 71(4): 546 – 549. doi: 10.1902/jop.2000.71.4.546.

Tatarakis N, Gkranias N, Darbar U, Donos N. Blood flow changes using a 3D xenogeneic collagen matrix or a subepithelial connective tissue graft for root coverage procedures: a pilot study. Clin Oral Investig. 2018 May; 22(4): 1697 – 1705. doi: 10.1007/s00784-017-2261-5.

Tavelli L, Barootchi S, Greenwell H, Wang HL. Is a soft tissue graft harvested from the maxillary tuberosity the approach of choice in an isolated site? J Periodontol. 2019 Sug; 90(8): 821 – 825. doi:10.1002/JPER.18-0615.

Thoma DS, Benic GI, Zwahlen M, Hämmerle CH, Jung RE. A systematic review assessing soft tissue augmentation techniques. Clin Oral Implants Res. **2009** Sep; 20 Suppl 4: 146 – 165. doi: 10.1111/j.1600-0501.2009.01784.x.

Thoma DS, Buranawat B, Hämmerle CH, Held U, Jung RE. Efficacy of soft tissue augmentation around dental implants and in partially edentulous areas: A systematic review. J Clin Periodontol. **2014** Apr; 41 Suppl 15: S77 – S91. doi: 10.1111/jcpe.12220.

Thoma DS, Brandenberg F, Fehmer V, Knechtle N, Hämmerle CH, Sailer I. The esthetic effect of veneered zirconia abutments for single-tooth implant reconstructions: a randomized controlled clinical trial. Clin Implant Dent Relat Res. **2016** Dec; 18(6): 1210 – 1217. doi: 10.1111/cid.12388.

Thoma DS, Naenni N, Figuero E, Hämmerle CHF, Schwarz F, Jung RE, Sanz-Sánchez I. Effects of soft tissue augmentation procedures on peri-implant health or disease: A systematic review and meta-analysis. Clin Oral Implants Res. **2018** Mar; 29 Suppl 15: 32 – 49. doi: 10.1111/clr.13114.

Thoma DS, Alshihri A, Fontolliet A, Hämmerle CHF, Jung RE, Benic GI. Clinical and histologic evaluation of different approaches to gain keratinized tissue prior to implant placement in fully edentulous patients. Clin Oral Investig. **2018** Jun; 22(5): 2111 – 2119. doi: 10.1007/s00784-017-2319-4.

Thoma DS, Lim HC, Paeng KW, Kim MJ, Jung RE, Hämmerle CHF, Jung UW. Augmentation of keratinized tissue at tooth and implant sites by using autogenous grafts and collagen-based soft-tissue substitutes. J Clin Periodontol. **2020** Jan; 47(1): 64 – 71. doi: 10.1111/jcpe.13194.

Tinti C, Parma-Benfenati S. Vertical ridge augmentation: surgical protocol and retrospective evaluation of 48 consecutively inserted implants. Int J Periodontics Restorative Dent. **1998** Oct; 18(5): 434 – 443.

Tinti C, Parma-Benfenati S. Minimally invasive technique for gingival augmentation around dental implants. Int J Periodontics Restorative Dent. **2012** Apr; 32(2): 187 – 193.

Tomasi C, Tessarolo F, Caola I, Wennström J, Nollo G, Berglundh T. Morphogenesis of peri-implant mucosa revisited: an experimental study in humans. Clin Oral Implants Res. **2014** Sep; 25(9): 997 – 1003. doi: 10.1111/clr.12223.

Tonetti MS, Jung RE, Avila-Ortiz G, Blanco J, Cosyn J, Fickl S, Figuero E, Goldstein M, Graziani F, Madianos P, Molina A, Nart J, Salvi GE, Sanz-Martín I, Thoma D, Van Assche N, Vignoletti F. Management of the extraction socket and timing of implant placement: Consensus report and clinical recommendations of group 3 of the XV European Workshop in Periodontology. J Clin Periodontol. **2019** Jun; 46 Suppl 21: 183 – 194. doi: 10.1111/jcpe.13131.

Ueno D, Nagano T, Watanabe T, Shirakawa S, Yashima A, Gomi K. Effect of the keratinized mucosa width on the health status of periimplant and contralateral periodontal tissues: a cross-sectional study. Implant Dent. **2016** Dec; 25(6): 796 – 801. doi: 10.1097/ID.0000000000000483.

Venezia P, Torsello F, Cavalcanti R, D'Amato S. Retrospective analysis of 26 complete-arch implant-supported monolithic zirconia prostheses with feldspathic porcelain veneering limited to the facial surface. J Prosthet Dent. **2015** Oct; 114(4): 506 – 512. doi: 10.1016/j.prosdent.2015.02.010.

Venezia P, Torsello F, Cavalcanti R, Casiello E, Chiapasco M. Digital registration of peri-implant transmucosal portion and pontic area in the esthetic zone. J Osseointegr **2017**; 9 (4): 312 – 316. doi: 10.23805 / JO.2017.09.04.01.

Vignoletti F, Nunez J, Sanz M. Soft tissue wound healing at teeth, dental implants and the edentulous ridge when using barrier membranes, growth and differentiation factors and soft tissue substitutes. J Clin Periodontol. **2014** Apr; 41 Suppl 15: S23 – S35. doi: 10.1111/jcpe.12191.

von Arx T, Buser D. Horizontal ridge augmentation using autogenous block grafts and the guided bone regeneration technique with collagen membranes: a clinical study with 42 patients. Clin Oral Implants Res. **2006** Aug; 17(4): 359 – 366. doi: 10.1111/j.1600-0501.2005.01234.x.

Wallace SS, Froum SJ. Effect of maxillary sinus augmentation on the survival of endosseous dental implants. A systematic review. Ann Periodontol. **2003** Dec; 8(1): 328 – 343. doi: 10.1902/annals.2003.8.1.328.

Warrer K, Buser D, Lang NP, Karring T. Plaque-induced peri-implantitis in the presence or absence of keratinized mucosa. An experimental study in monkeys. Clin Oral Implants Res. **1995** Sep; 6(3): 131 – 138.

Watzak G, Zechner W, Tangl S, Vasak C, Donath K, Watzek G. Soft tissue around three different implant types after 1.5 years of functional loading without oral hygiene: a preliminary study in baboons. Clin Oral Implants Res. **2006** Apr; 17(2): 229 – 236. doi: 10.1111/j.1600-0501.2005.01217.x.

Weber HP, Buser D, Donath K, Fiorellini JP, Doppalapudi V, Paquette DW, Williams RC. Comparison of healed tissues adjacent to submerged and non-submerged unloaded titanium dental implants. A histometric study in beagle dogs. Clin Oral Implants Res. **1996** Mar; 7(1): 11 – 19. doi: 10.1034/j.1600-0501.1996.070102.x.

Wei PC, Laurell L, Lingen MW, Geivelis M. Acellular dermal matrix allografts to achieve increased attached gingiva. Part 2. A histological comparative study. J Periodontol. **2002** Mar; 73(3): 257 – 265. doi: 10.1902/jop.2002.73.3.257.

Wennström JL, Bengazi F, Lekholm U. The influence of the masticatory mucosa on the peri-implant soft tissue condition. Clin Oral Implants Res. **1994** Mar; 5(1): 1 – 8. doi: 10.1034/j.1600-0501.1994.050101.x.

Wennström JL. Mucogingival therapy. Ann Periodontol. **1996** Nov; 1(1): 671 – 701. doi: 10.1902/annals.1996.1.1.671.

Wennström JL, Ekestubbe A, Gröndahl K, Karlsson S, Lindhe J. Implant-supported single-tooth restorations: a 5-year prospective study. J Clin Periodontol. **2005** Jun;32(6): 567 – 574. doi: 10.1111/j.1600-051X.2005.00715.x.

Wennström JL, Derks J. Is there a need for keratinized mucosa around implants to maintain health and tissue stability? Clin Oral Implants Res. **2012** Oct; 23 Suppl 6: 136 – 146. doi: 10.1111/j.1600-0501.2012.02540.x.

Wiesner G, Esposito M, Worthington H, Schlee M. Connective tissue grafts for thickening peri-implant tissues at implant placement. One-year results from an explanatory split-mouth randomised controlled clinical trial. Eur J Oral Implantol. **2010** Spring; 3(1): 27 – 35.

Wu Q, Qu Y, Gong P, Wang T, Gong T, Man Y. Evaluation of the efficacy of keratinized mucosa augmentation techniques around dental implants: a systematic review. J Prosthet Dent. **2015** May; 113(5): 383 – 390. doi: 10.1016/j.prosdent.2014.10.001.

Yan JJ, Tsai AY, Wong MY, Hou LT. Comparison of acellular dermal graft and palatal autograft in the reconstruction of keratinized gingiva around dental implants: a case report. Int J Periodontics Restorative Dent. **2006** Jun; 26(3): 287 – 292.

Zadeh HH. Minimally invasive treatment of maxillary anterior gingival recession defects by vestibular incision subperiosteal tunnel access and platelet-derived growth factor BB. Int J Periodontics Restorative Dent. **2011** Nov – Dec; 31(6): 653 – 660.

Zarb GA, Schmitt A. The longitudinal clinical effectiveness of osseointegrated dental implants: the Toronto study. Part III: Problems and complications encountered. J Prosthet Dent. **1990** Aug; 64(2): 185 – 194. doi: 10.1016/0022-3913(90)90177-e.

Zeza B, Pilloni A, Tatakis DN, Mariotti A, Di Tanna GL, Mongardini C. Implant patient compliance varies by periodontal treatment history. J Periodontol. **2017** Sep; 88(9): 846 – 853. doi: 10.1902/jop.2017.160528.

Zigdon H, Machtei EE. The dimensions of keratinized mucosa around implants affect clinical and immunological parameters. Clin Oral Implants Res. **2008** Apr; 19(4): 387 – 392. doi: 10.1111/j.1600-0501.2007.01492.x.

Zucchelli G, Amore C, Sforza NM, Montebugnoli L, de Sanctis M. Bilaminar techniques for the treatment of recession-type defects. A comparative clinical study. J Clin Periodontol. **2003** Oct; 30(10): 862 – 870. doi: 10.1034/j.1600-051x.2003.00397.x.

Zucchelli G, Mele M, Stefanini M, Mazzotti C, Marzadori M, Montebugnoli L, de Sanctis M. Patient morbidity and root coverage outcome after subepithelial connective tissue and de-epithelialized grafts: a comparative randomized-controlled clinical trial. J Clin Periodontol. **2010** Aug 1; 37(8): 728 – 738. doi: 10.1111/j.1600-051X.2010.01550.x.

Zucchelli G, Mazzotti C, Mounssif I, Marzadori M, Stefanini M. Esthetic treatment of peri-implant soft tissue defects: a case report of a modified surgical-prosthetic approach. Int J Periodontics Restorative Dent. **2013** May – Jun; 33(3): 327 – 335. doi: 10.11607/prd.1632. (**a**)

Zucchelli G, Mazzotti C, Mounssif I, Mele M, Stefanini M, Montebugnoli L. A novel surgical-prosthetic approach for soft tissue dehiscence coverage around single implant. Clin Oral Implants Res. **2013** Sep;24(9):957 – 962. doi: 10.1111/clr.12003. (**b**)

Zucchelli G, Sharma P, Mounssif I. Esthetics in periodontics and implantology. Periodontol 2000. **2018** Jun; 77(1): 7 – 18. doi: 10.1111/prd.12207. (**a**)

Zucchelli G, Felice P, Mazzotti C, Marzadori M, Mounssif I, Monaco C, Stefanini M. 5-year outcomes after coverage of soft tissue dehiscence around single implants: A prospective cohort study. Eur J Oral Implantol. **2018**; 11(2): 215 – 224. (**b**)

Zucchelli G, Tavelli L, Stefanini M, Barootchi S, Mazzotti C, Gori G, Wang HL. Classification of facial peri-implant soft tissue dehiscences/ deficiencies at single implant sites in the esthetic zone. J Periodontol. **2019** Oct; 90(10): 1116 – 1124. doi: 10.1002/JPER.18-0616.

Zuhr O, Rebele SF, Cheung SL, Hürzeler MB; Research Group on Oral Soft Tissue Biology and Wound Healing. Surgery without papilla incision: tunneling flap procedures in plastic periodontal and implant surgery. Periodontol 2000. **2018** Jun; 77(1): 123 – 149. doi: 10.1111/prd.12214.